含章
图鉴系列

阅读图文之美 / 优享快乐生活

U0301519

含章·图鉴系列

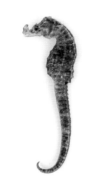

中草药图鉴

吴剑坤　主编

江苏凤凰科学技术出版社 · 南京

图书在版编目（CIP）数据

中草药图鉴 / 吴剑坤主编. — 南京：江苏凤凰科学技术出版社, 2017.4（2022.5 重印）

（含章·图鉴系列）

ISBN 978-7-5537-5752-0

Ⅰ.①中… Ⅱ.①吴… Ⅲ.①中草药－图谱 Ⅳ.①R282-64

中国版本图书馆CIP数据核字(2015)第297662号

含章·图鉴系列

中草药图鉴

主　　　编	吴剑坤	
责 任 编 辑	汤景清　倪　敏	
责 任 校 对	仲　敏	
责 任 监 制	方　晨	

出 版 发 行	江苏凤凰科学技术出版社
出版社地址	南京市湖南路 1 号 A 楼，邮编：210009
出版社网址	http://www.pspress.cn
印　　　刷	天津丰富彩艺印刷有限公司

开　　　本	880 mm × 1 230 mm　1/32
印　　　张	7.5
插　　　页	1
字　　　数	280 000
版　　　次	2017年4月第1版
印　　　次	2022年5月第3次印刷

标 准 书 号	ISBN 978-7-5537-5752-0
定　　　价	45.00元

图书如有印装质量问题，可随时向我社印务部调换。

前言

中药主要由植物药（根、茎、叶、果）、动物药（内脏、皮、骨、器官）以及矿物药所组成，又因其中以植物药居多，所以也通称为中草药。中草药在我国的应用已有千年的历史，从神农尝遍百草首创医药开始，中华医药文明大幕就此拉开，经过上千年的传承和研究，中草药已经成为防治疾病的主要武器，对保障人们的健康和民族的繁衍起着不可忽视的作用，是中华民族当之无愧的瑰宝。

我国是中草药的发源地，蕴藏着丰富的中草药资源，如人参、鹿茸、附子、黄连、当归、大黄、甘草、黄芪等，不仅能满足国内需要，而且还远销东南亚和欧美等地。据近代出版的《中药大辞典》所载，供临床使用的中草药（包括中成药等）已多达5767种。医药部门统计，目前开发可供临床使用的中草药已超过8000种。

历代的中医学家在长期的中草药采集、加工和应用中，逐步建立了系统完善的中药学理论，积累了丰富的用药经验，在中药资源、选择、炮制、制剂、药理、临床应用方面进行了深入的研究和总结，为人们防治疾病做出了巨大的贡献。

本书结合《本草纲目》《中药大辞典》等多部权威药典，对生活中常见中草药的详细资料及实图加以汇集，意在帮助读者正确识别中草药。书中收录各类中草药300多种，按照它们的性质、临床效果加以分门别类，将其分为解表清热类、利水祛湿类、安神补虚类、温中理气类、止咳祛痰类、平肝收涩类、活血化淤类、凉血止血类和其他类9大类，详细介绍了中草药的采收、选购、保存、炮制、煎煮等内容，辅以介绍中草药的性味、药材来源、功能主治等方面的知识。同时，配以高清彩图和细节图解，更加方便读者辨认、识别。

相信本书能为你认识、了解更多的中草药知识提供帮助。

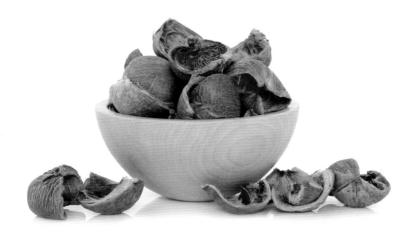

阅读导航

列举中草药的别名，可以帮助你更好地识别。

功效主治及应用可以帮助你进一步了解中草药的功效，按症入药，科学使用中草药。

别名：莱阳参、海沙参、银沙参、辽沙参
性味：性微寒，味甘、微苦　来源：伞形科植物珊瑚菜的干燥根

北沙参

○ **功效主治及应用**：北沙参具有补气滋阴、润肺化痰的功效，常用于阴虚、肺热咳嗽、口渴、咽喉干痒等症。用各200克的北沙参、麦冬、知母、川贝母、熟地黄、鳖甲、地骨皮，做成丸或膏状，每天早晚以白汤送服15克，可改善咳嗽无痰、阴虚、烦渴。

○ **生长习性**：喜温暖湿润气候，抗旱耐寒，喜沙壤土，忌水浸。

○ **分布**：辽宁、河北、山东、江苏、浙江、广东、福建和台湾等地。

○ **药用宜忌**：风寒作嗽及肺胃虚寒者忌服。

呈细长圆柱形，偶有分枝，淡黄白色，略粗糙

全体有细纵皱纹及纵沟，并有棕黄色点状细根痕

采收时间和小贴士能让你知道何时采集的中草药药效最佳以及炮制中草药的基本了解。

采收时间：7~8月或9月下旬　**小贴士**：除去地上茎及须根，入开水中烫后剥去外皮，晒干

别名：沙参　性味：性微寒，味甘　来源：桔梗科植物轮叶沙参或沙参的根

南沙参

○ **功效主治及应用**：南沙参具有滋阴润肺、化痰补气的功效，常用于咳嗽无痰、脾胃虚弱、阴虚、燥热等症。取15克南沙参、5克生甘草、10克玉竹、7.5克桑叶、15克麦冬、5克生扁豆、5克花粉，用2升水煮至1升左右服用，可改善肺阴虚、燥热咳嗽。

○ **生长习性**：多生长于山野的阳坡草丛中。

○ **分布**：东北和河北、山东、河南、安徽、江苏、浙江、广东和江西等地。

○ **药用宜忌**：不能与含藜芦制品同服。风寒咳嗽者忌服。

表面黄白色至棕色，有横纹，断面黄白色，有纵皱

呈长纺锤形或圆柱形，上粗下细，稍弯曲或扭曲

生长习性、分布、药用宜忌三个小版块不仅能让你知道何处栽培、产出的中草药最佳，还能因人制宜，科学用药。

采收时间：春季、秋季　**小贴士**：采挖后除去须根，洗后趁新鲜刮去粗皮，干燥

性味的详细介绍，让
你一眼就知道中草药的性
味归经，方便检索。

中草药的来源可以帮助你
更多地了解中草药在植物形态
中的科属分类及药用部位。

别名：重迈、中庭、重箱、百合蒜
性味：性微寒，味甘　　来源：百合科植物百合或细叶百合的肉质鳞叶

百合

○ **功效主治及应用：** 百合具有滋阴润肺、宁心
安神的功效，常用于肺热咳嗽、心悸失眠、阴虚、
脚气、水肿、热病后有余热等症。用各等份的
款冬花、百合，一同研制成末，和蜜做成
丸，晚睡前以姜汤送服1丸，可治疗咳嗽、
痰中带血。取100克百合、200克白
及、100克蛤粉、100克百部，一
同研制成末，和蜜做成丸，每天3次，
每次一丸，可缓解咯血、支气管扩
张症状。

○ **生长习性：** 生长于土壤深肥的林边或草丛中。

○ **分布：** 全国各地。

○ **药用宜忌：** 风寒咳嗽、中寒便溏者忌服。

表面乳白色或淡黄棕色，
光滑细腻，略有光泽

全面、整体地介
绍中草药的各种形
状、表面特征，并配
以高清美图，方便你
辨认。

鲜百合的球茎是白
色的，鳞片一层一
层包裹着

从中草药制品、
干品、鲜品等方面介
绍中草药的其他小用
途、小知识，灵活版
式，轻松认知。

百合花也很美，颜色
多白色色，漏斗形，观
赏价值高

以特写方式分别
介绍中药的断面、截
面、内部构成或根茎、
叶脉、花朵、果实等，
让你更加细致了解中
草药。

采收时间：秋季、冬季　小贴士：剥取鳞片，用沸水捞过或微蒸后，焙干或晒干

第三章　安神补虚类 133

目录

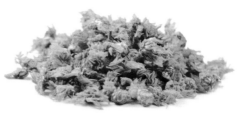

菊花

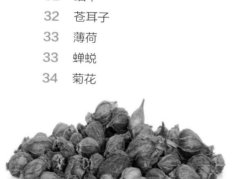

栀子

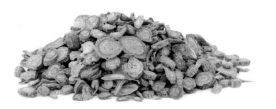

黄芩

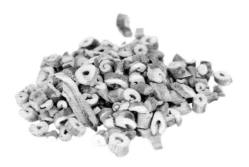

牡丹皮

第二章 利水祛湿类

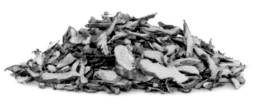

石菖蒲

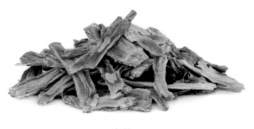

秦艽

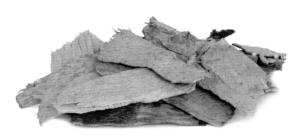

黄芪

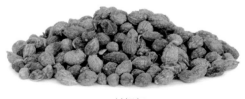

益智仁

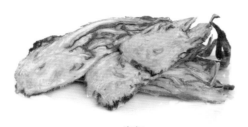

当归

第四章　温中理气类

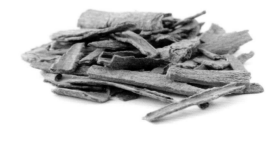

肉桂

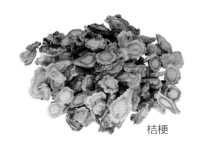

桔梗

第五章 止咳祛痰类

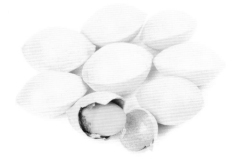

白果

钩藤

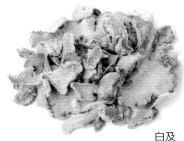

白及

第九章 其他类

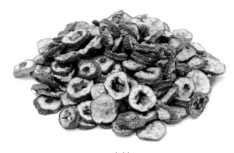

山楂

认识中草药

中草药的采收

    中草药的质量好坏主要取决于其有效药用成分含量的多少，这与中草药的产地、品种、栽培技术以及采收等密切相关。其中，采收则直接决定了中草药的质量，是保证中草药质量的最后一关。因此，把握中草药的采收时间至关重要，以下我们将根据中草药药用部分的不同，对它的最佳采收期进行详细分析：

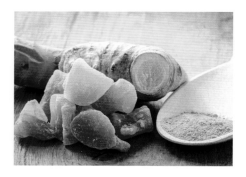

以根及根茎入药的中草药品种

    此类中草药的采收期为生长停止、花叶凋谢的休眠期或早春发芽前，一般为早春或秋冬，以根及根茎结实、直顺、分叉少、粉性足的为好，如天麻、苍术、葛根、桔梗、大黄、玉竹、黄芪、草乌、黄连、党参等，但也有少数例外，如太子参、半夏、附子等，一般在夏季采收，这时它们的有效成分含量较高，质量也较好。

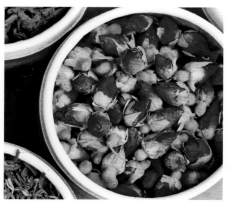

以花入药的中草药品种

    此类中草药的采收期一般为花蕾含苞未放时，而盛开的花朵则较容易出现散瓣、破碎、失色、逸散香气等现象，会严重影响中草药的质量，如金银花一般在花蕾前头蓬大、由青转黄时采收，丁香在花蕾由绿转红时采收，玫瑰也是在春末夏初花要开放时采收，但也有少量花类中草药在花朵开放时采收，如月季花在春夏季花微开时采收，菊花在秋冬季花盛开时采收，红花在夏季由黄变红时采收等。

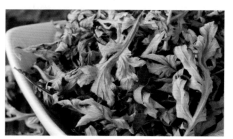

以叶入药的中草药品种

    此类中草药的采收期一般为植株生长旺盛、花未开放或花朵盛开时，因为此时的植株已完全长成，有效药用成分的含量最高，如大青叶、紫苏叶、番泻叶、臭梧桐叶、艾叶等。

以果实及种子入药的中草药品种

果实类中草药的采收期一般为成熟或将近成熟时，种子类中草药的采收期为种子完全发育成熟、籽粒饱满且有效成分含量最高时，如火麻仁、马兜铃、地肤子、青葙子、五味子、王不留行、枸杞子、肉豆蔻等。此外，还有一些成熟度不一致的品种，通常随熟随采、分批采收，如急性子、千金子等，但也有个别药材则在未成熟时采收，如枳实、青皮、乌梅等。

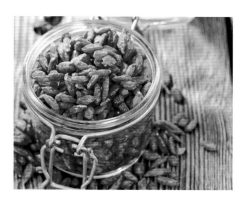

以全草入药的中草药品种

此类中草药的采收期一般为植株生长最旺盛且花朵开放前，如薄荷、穿心莲、伸筋草、鱼腥草、淫羊藿、仙鹤草、透骨草、马鞭草、藿香、泽兰、半枝莲、白花蛇舌草、千里光、佩兰、蒲公英、茵陈、淡竹叶、益母草、石斛等，但也有少量品种在秋季开花后采收，如麻黄、细辛、垂盆草、金钱草、荆芥等。

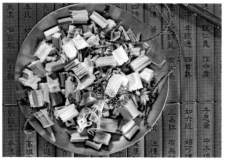

附表：

早春采收	甘草、丹参、拳参、虎杖、赤芍、北豆根、地榆、苦参、远志、甘遂、白蔹、独活、前胡、藁本、防风、柴胡、秦艽、白薇、紫草、射干、莪术、天麻、黄芩，南沙参、桔梗、苍术、紫菀、漏芦、三棱、百部、黄精、玉竹等
夏季采收	延胡索、附子、川乌、太子参、贯众、川芎、白芷、半夏、川贝母、浙贝母、麦冬等
秋季采收	黄芪、狗脊、防己、威灵仙、草乌、白芍、黄连、升麻、商陆、常山、人参、三七、当归、羌活、北沙参、龙胆、白前、徐长卿、地黄、续断、党参、香附、白附子、重楼、天门冬、山药、白及等
冬季采收	大黄、何首乌、牛膝、板蓝根、葛根、玄参、天花粉、白术、泽泻、天南星、木香、土茯苓、姜黄、郁金等

中草药的炮制

炮制是指药物在使用前必要的加工程序，经过炮制的中草药一般药物性能都会发生一定改变，不仅更适应实际需要，而且也大大降低了药物的毒性及副作用。中药常用的炮制方法包括净制、煮制、煅制、切制、炖制、烫制、制炭、姜汁制、蒸制、炒制、醋制、盐制、酒制、制霜、蜜制、煨制等。

因此，选用适宜的中草药炮制方法，并且保证其加工到位，对有效发挥中草药的药效至关重要，如紫石英要想使其药效最大化，需先采用煅制的炮制方法。

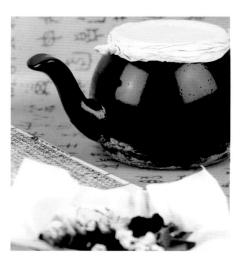

净制

净制即净选，可采用挑选、风选、水选、筛选、剪、切、刮、削、剔除、刷、擦、碾串火燎及泡洗等方法，经过净制的中草药被称为"净药材"，凡是供切制、炮制或调配制剂的药材，均应是净药材。

煮制

煮制是指净药材加水或液体辅料熬煮，直至液体被药材完全吸收或药材切开无白心，然后取出、晾干即可，而加的水或液体辅料的用量则按各药材炮制的规定。

煅制

煅制是指用火煅烧，以锻制红透且酥脆易碎为准。

切制

切制是指按药材的大小、粗细、质地等分别处理，此外，还要掌握气温、水量、时间等条件，切后还应注意及时干燥，以保证质量。

炖制

炖制是指将净药材放进适宜的容器内密闭隔水加热，要注意，按各药材的炮制规定，加液体辅料，或用蒸汽炖透，或炖至辅料完全被吸收，最后取出、干燥即可。

烫制

烫制需要准备辅料，一般为洁净的河沙、蛤粉或滑石粉，先取辅料（河沙、蛤粉、滑石粉）放进锅中，用大火炒热，再加入净药材不停翻炒，至药材表面鼓起、酥脆或到规定的程度，最后取出、筛去辅料、放凉即可。

制炭

制炭，也称"烧存性"，是指把中草药用火烧至表面发黑、里面焦黄的程度，使其表面碳化，而里面仍能辨认气味颜色，但要注意防止灰化。

姜汁制

姜汁制，可用生姜或干姜；如果用生姜，可先洗净、捣烂，加适量水压榨取汁，姜渣可重复压榨一次，最后合并汁液；如果用干姜，捣碎后可加水煎煮二次，合并煎液，取汁液即可。

蒸制

蒸制是指把净药材放进适宜的容器内加热蒸透或至规定程度的药材炮制方法。蒸制前要注意按规定加液体辅料拌匀（清蒸的除外），蒸制后还要记得取出、干燥。

炒制

炒制可分为清炒和加辅料炒，翻炒时应掌握炒制的温度、时间及程度，尤其是要注意火力均匀，且要不断翻动。

醋制

醋制包括醋炙、醋煮、醋蒸等，而醋制的"醋"则应用米醋或其他发酵醋。

盐制

盐制是指先将盐溶解在适量水中，然后过滤，再采用盐炙、盐蒸等盐制方法处理中草药。

酒制

酒制包括酒炙、酒炖、酒蒸等方法，除特殊规定外，一般用黄酒。

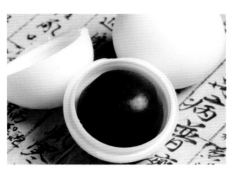

制霜

制霜，一般取净药材碾碎呈泥状，然后加至温热后，压榨除去大部分油脂，最后取残渣制成符合规定的松散粉末即可。

蜜制

蜜制，先在炼蜜中加适量沸水稀释，再把它加入净药材中拌匀闷透，最后置锅内，用小火炒至规定程度，取出、放凉即可。

煨制

煨制，先取净药材，用湿布或湿纸、湿麸皮、湿滑石粉等包裹，然后埋入热灰、热滑石粉中煨至包裹物外表呈焦黄色时取出，除去包裹物即可。

中草药的选购与保存

中草药的选购

选购中草药时，要确保选购最佳的中草药，只有这样才能保证药物发挥最好的药效和性能，因此，选购中草药要注意药材的产地、采收时节、炮制方法、性状等。

中草药的产地：中草药的生产具有一定的地域性，这也是为什么中国历代医家都非常重视"道地药材"的原因，只有在最适宜的生态环境下生长的药材，才是质量最优、疗效最佳的药材，因此，要尽量选购原产地的中草药。如东北的人参、鹿茸、五味子；浙江的杭白芍、杭菊花、浙贝母、杭白芷、

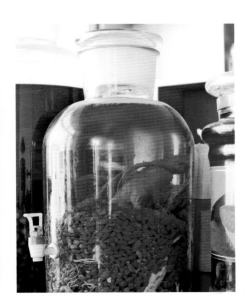

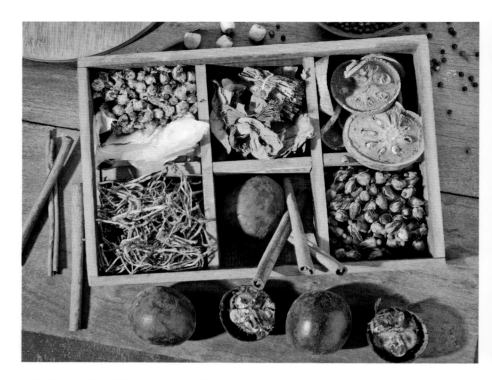

台乌药、山茱萸；河南的怀地黄、怀牛膝、怀山药、怀菊花等，这些都是疗效俱佳的道地药材。

中药的感官鉴定：感官鉴定主要是通过眼看、手摸、鼻闻、水试、火试等方法来鉴别药物的性状。"眼看"是指用眼睛查看药物的外形特征、断面特征等，如颜色、大小、光泽等；"手摸"是指用手触摸鉴定药物的软硬、韧度、黏性、粉性等特征；"鼻闻"是指用嗅觉器官通过"嗅"的方法鉴别药物的气味，如香、臭、浓、淡等；"水试"是指将药物放入水中浸渍以观察它的反应过程，并判断其所含色素、成分和性能等；"火试"是指通过燃烧药物的方法来观察其反应过程以鉴别药物的性能，如将麝香置于铝箔上燃烧，会发出轻微的爆鸣声，同时会产生珠状的油点，燃烧后的灰末则呈白色。

中草药的保存

我们在日常生活中经常会碰到这样的事情，用昂贵价钱买回来的中草药在放置了一段时间后渐渐失去药性，甚至发霉变质，这都是因为没有采取正确的保存方法而导致的，那么，买回来的中草药究竟该怎样保存才能保持它的药效呢？

其实，中草药的保存方法很简单，只要尽可能把它放在干燥的环境中即可。如果是一般家用的中草药，可将它存放在干燥的非铁器类密封罐中保存，也可将它用塑料袋包裹起来以隔绝空气；对于一些经常使用的中草药，可将它做成小包装，以免使其他药材受潮；而对于一些不经常使用的中草药则可将它放进冰箱保存。

小中药，大功效

是药未必三分毒

我国传统医学认为："药之效，毒为之！"这里的"毒"是指药物所具有的寒、热、温、凉等偏性，而不是现代医学所指的能产生副作用或致人死亡的毒性成分。中医也正是利用这种偏性来纠正我们身体所表现的阴阳偏盛或偏衰现象，从而达到治疗疾病的目的，如果药物没有了偏性也就没有了药用价值。所谓"是药三分毒"，是指用错药或用药过量而带来的不良后果，但只要对症用药，并选择适当的用量和正确的疗程，不滥用，不贪多，便能达到治疗疾病的效果。

中药一般是要达到"治未病"的效果，所谓"治未病"就是以增强体质为核心的防病思想。当我们的基本物质生活得到满足之后，越来越多的人开始把健康优质生活作为更高的生活目标，而身心健康则是人们追求更高生活目标的基础，那么，怎样把我们的身体机能调节到最好的状态？我国传统医学则可以在这方面发挥了巨大的作用。

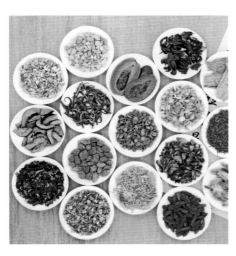

中草药的四性五味

中草药的偏性是多种多样的，主要包括四性、五味、升降浮沉、补泻、归经、有毒无毒等，归纳起来就是四性五味。

四性

四性是指寒、热、温、凉四种药物偏性，主要反映药物影响人体阴阳盛衰、寒热变化的作用倾向，用以说明药物的作用性质。

此外，除寒、热、温、凉四种药物偏性之外，还有"平性"，所谓"平性"是指药性平和，虽然它的寒热之性都不甚明显，但实际上仍有偏温、偏凉的性质，因此，四性从本质上而言，只有"寒""热"两性。

寒凉药，属于寒性或凉性，是指能减轻或消除热证的药物，多具有清热降火、凉血解毒、滋阴退热、凉肝止痉、提高机体免疫力等作用，如黄芩、黄连、大黄等；常用来治疗热性病症，如高热烦渴、咽喉肿痛、火毒疮疡、热结便秘、热淋涩痛、黄疸水肿、痰火咳嗽、高热神昏等阳热证。

温热药，属于温性或热性，是指能减轻或消除寒证的药物，多具有温中散寒、温肺化饮、暖肝散寒、温通经络、回阳救逆等作用，如附子、干姜、肉桂等，用来治疗寒性病症，如面色苍白、中寒腹痛、肺寒喘咳、阳痿早泄、宫冷不孕等阴寒证。

五味

五味是指药物的酸、苦、甘、辛、咸五种不同味道，中草药因味道不同而具有不同的疗效。

酸，所谓"能收、能涩"，具有收敛、固涩的作用，多用来辅助治疗体虚多汗、肺虚久咳、久泻滑肠、遗精滑精、遗尿尿频、崩漏等，如五味子可固表止汗，乌梅可敛肺止咳，五倍子可涩肠止泻，山茱萸可涩精止遗以及赤石脂可固崩止带等。

苦，所谓"能泄、能燥"，具有清泄火热、泄降气逆、通泄大便、燥湿、泻火存阴等作用，多用来辅助治疗热证、火证、喘咳、呕恶、便秘、湿证、阴虚火旺等，如黄芩、栀子可清热泻火，杏仁、葶苈子可降气平喘，半夏、陈皮可降逆止呕，大黄、枳实可泻热通便，龙胆草、黄连可清热燥湿，苍术、厚朴可苦温燥湿，知母、黄柏可泻火存阴等。

甘，所谓"能补、能和、能缓"，具有补益、和中、调和药性和缓急止痛的作用，多用于辅助治疗正气虚弱、身体诸痛、调和药性以及中毒解救等，如人参可大补元气，熟地黄可滋补精血，饴糖可缓急止痛，甘草可调和药性及解毒等。

辛，所谓"能散、能行"，具有发散、行气、行血等作用，多用于辅助治疗表证和气血阻滞之证，如紫苏叶可发散风寒，木香可行气除胀，川芎可活血化淤等。

咸，所谓"能下、能软"，具有泻下通便、软坚散结的作用，多用于辅助治疗大便燥结、瘰疬痰核、瘿瘤、痞块等，如芒硝可泻热通便，海藻、牡蛎可散结消瘿，鳖甲、土鳖虫可软坚消结等。

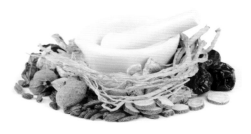

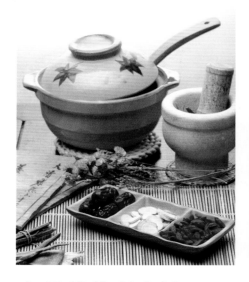

中草药煎煮方法

中草药煎煮方法的正确与否直接影响药物药效的发挥，因此，煎药时应该注意以下问题：

煎药器具

煎药的器具最好是陶瓷器皿，如砂锅、砂罐等，它们的化学性质稳定，不易与药物成分发生化学反应，且导热均匀，保温性也很好，如果没有陶瓷器皿，也可选择白色搪瓷器皿或不锈钢锅，但忌用铁、铜、铝等金属器皿，因金属元素易与药物成分发生化学反应，可降低药效，甚至产生副作用。

煎药用水

煎药必须使用洁净、无异味以及矿物质和杂质含量较少的水，一般情况下，我们日常生活中的饮用水皆可用来煎药。

煎煮次数

一剂药的煎药次数通常为2~3次，这主要是为了充分利用药材，避免浪费。

煎煮火候及时间

如果煎煮一般的药，可先用大火、后用小火，即滚沸前用大火，滚沸后用小火，并保持微沸状态，以避免汁液溢出或过快熬干；如果煎煮的是解表药或芳香药，可先用大火快速煮沸，再改用小火煎煮10~15分钟即可；如果煎煮的是成分不易被煎出的矿物类、骨角类、贝壳类、甲壳类药物以及补益药，一般应用小火久煎，这样可以使药物成分充分溶解到液体中。

煎前浸泡

浸泡药物是煎煮前非常重要的一道程序，不仅有利于药物有效成分的溶解，而且还可避免因煎煮时间过长而损耗或破坏药物成分。多数中药宜用冷水浸泡，20~30分钟即可，但以种子、果实为主的药可浸泡1个小时，此外，还要注意，夏季气温较高，为了避免药物腐败变质，浸泡时间应相应缩短。

榨渣取汁

药物煎煮后应榨渣取汁，尤其是一些遇高热易损失或破坏有效成分的药物以及不宜久煎或只煎两次的药物，这样可以避免药物有效成分的损失。

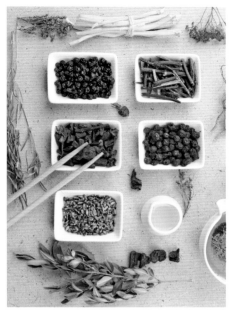

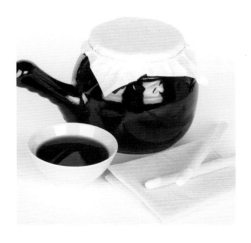

入药方法

不同药物的性质、性能及临床作用不同而导致煎煮时间不同，有的还需作特殊处理，甚至同一药物煎煮时间不同，其性能与临床应用也不同，因此，煎煮药物需讲究入药方法。一般先煎有效成分不易煎出的药物，如磁石等矿物类药物，先煎约30分钟后，再同煎其他药物；而对于有效成分易破坏或不耐煎煮的药物可后入药，如薄荷、大黄、番泻叶等，一般等其他药物将煎煮成时入药，只煎几分钟即可。还有一些药物需包煎，如蒲黄、海金沙等药材因质地过轻而易飘浮在药液面上或易成糊状；车前子等药材的质地较细密，含淀粉又多，易粘锅、糊化、焦化；辛夷、旋覆花等药材有毛，对咽喉有一定的刺激性；因此，这几类药物入药时宜用纱布包裹入煎。此外，一些珍贵药材，如人参等，宜单独煎，以免煎出的有效药物成分被其他药渣吸附，从而造成不必要的浪费。

中药配伍禁忌

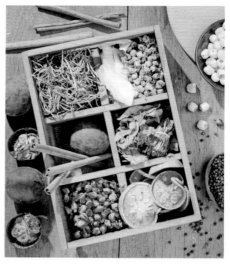

中草药的配伍关系

配伍是指按病情需要和药物特点，有选择地将两味以上的药物配合使用。中国历代医家将中草药的配伍关系概括为七种，称为"七情"，即单行、相使、相须、相畏、相杀、相恶、相反。

单行

单行是指使用单味药治病，如清金散，单用黄芩治轻度肺热；独参汤，单用人参补气救脱。

相使

相使是指将性能功效有共性的药物一起使用，通常一药为主，一药为辅，辅药起增强主药疗效的作用，如黄芪与茯苓配伍，茯苓则帮助黄芪补气利水。

相须

相须是指将药性功效相似的药物一起使用，起增强疗效的作用，如桑叶和菊花配伍，可增强清肝明目的功效。

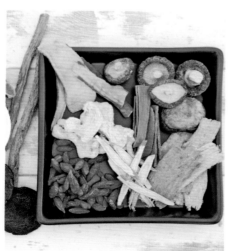

相畏

相畏是指一种药物的毒性被另一种药物减轻或消除，如附子配伍干姜，附子的毒性被干姜减轻或消除，即"附子畏干姜"。

相杀

相杀是指一种药物能减轻或消除另一种药物的毒性或副作用，它与相畏实际上是同一配伍关系的两种说法，如干姜配伍附子，干姜能减轻或消除附子的毒性或副作用，即"干姜杀附子之毒"。

相恶

相恶是指一种药物能降低甚至去除另一种药物的某些功效，如莱菔子配伍人参，莱菔子可降低人参的补气功效，即"人参恶莱菔子"。

相反

相反是指两种药物合用能产生或增强其原有毒性或副作用的配伍关系，如配伍禁忌中的"十八反""十九畏"中的药物。

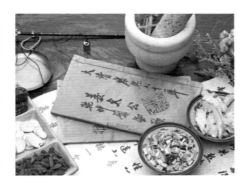

中药用药之忌

配伍禁忌

目前，中医学界共同认可的配伍禁忌为"十八反"和"十九畏"。

"十八反"，即甘草反甘遂、大戟、海藻、芫花；乌头反贝母、栝楼、半夏、白蔹、白及；藜芦反人参、沙参、丹参、玄参、细辛、芍药。

"十九畏"，即硫黄畏朴硝，水银畏砒霜，狼毒畏密陀僧，巴豆畏牵牛，丁香畏郁金，川乌、草乌畏犀角，牙硝畏三棱，官桂畏石脂，人参畏五灵脂。

妊娠禁忌

妊娠忌药是指妇女在妊娠期间避免使用的对胎儿有损害甚至可以堕胎的中药，可分为妊娠忌用药和妊娠慎用药。妊娠忌用药包括毒性较强的中药、峻泻的中药、破瘀血的中药以及走窜药，妊娠妇女应禁止使用；妊娠慎用药包括祛瘀通经的中药、破气行滞的中药以及辛热滑利的中药，这些中药不在特殊情况下，也应避免使用。

饮食禁忌

饮食禁忌，即中药的饮食禁忌，俗称忌口，是指服用中药期间需注意的饮食禁忌。如寒性病，应忌生冷、油腻食物；热性病，应忌辛辣、温热食物。此外，还包括服用某种中药时应忌某种食物，如服用人参时应忌食萝卜和忌饮茶等。

中药与常见食材配伍禁忌

药物与食物的配伍禁忌是我国千百年来劳动人民长期实践的经验总结，虽然有些禁忌还没有被科学所证明，但为了安全起见，在得出可靠结论之前，我们仍应遵照于此，以慎用为宜。

一般发汗药应忌生冷，调理脾胃药应忌油腻，消肿理气药应忌豆类，止咳平喘药应忌腥味，止泻药应忌瓜果。

主要包括：

猪肉忌乌梅、桔梗、黄连、百合、苍术；

羊肉忌半夏、菖蒲、铜、丹砂；

狗肉忌商陆、杏仁；

鲫鱼忌厚朴、麦冬；

猪血忌地黄、何首乌；

猪心忌吴茱萸；

鲤鱼忌朱砂；

雀肉忌白术、李子；

葱忌常山、地黄、何首乌、蜂蜜；

蒜忌地黄、何首乌；

萝卜忌地黄、何首乌；

醋忌茯苓；

土茯苓、威灵仙忌茶等。

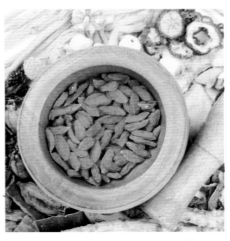

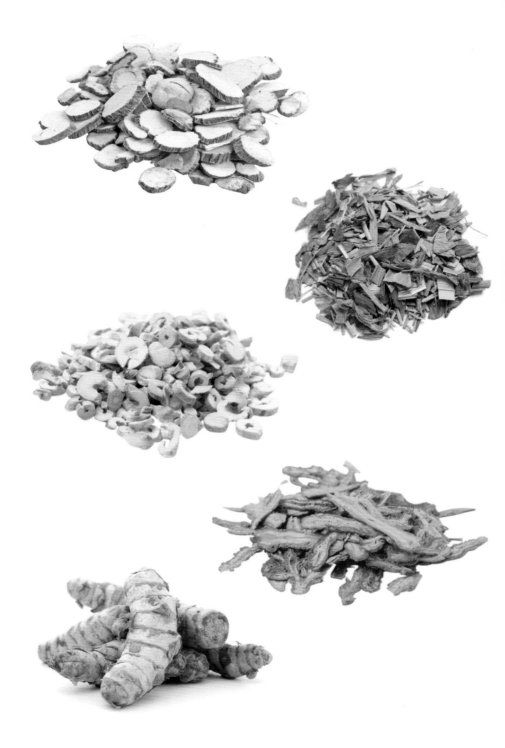

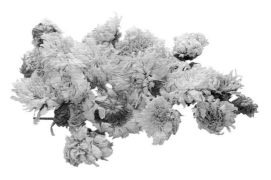

第一章
解表清热类

以发散表邪、解除表证为主要作用的药物，
称作解表药，又谓发表药。
解表药多具有辛味，性能发散，
主要用于感受外邪所致的恶寒、发热等症。
清热药大多药性寒凉，少数平而偏凉，
味以苦为多，或甘，或咸，或辛。
主入肺、胃、心、肝、大肠经，
具有清热、泻火、凉血、解毒等功效。

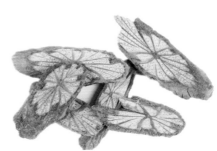

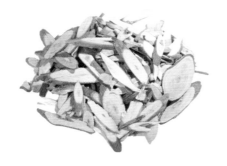

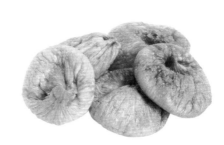

別名：龙沙、狗骨、卑相、卑盐、木麻黄、结力根、山麻黄
性味：性温，味辛、微苦　　来源：麻黄科麻黄属植物木贼麻黄的草质茎

麻黄

⊙ **功效主治及应用**：麻黄具有发汗解表、利水消肿、宣肺止喘的功效，常用于风寒侵袭、水肿、小便不利、咳嗽气喘、风寒湿痹等症，且麻黄还有消炎杀菌的功能。生用麻黄发汗力强；蜜炙还能滋阴润肺、止咳平喘。

⊙ **生长习性**：喜凉爽较干燥气候，耐严寒，对土壤要求不严格，沙壤土、沙土、壤土均可生长。

⊙ **分布**：河北、山西、甘肃、内蒙古等地。

⊙ **药用宜忌**：表虚自汗、咳嗽虚喘及阴虚盗汗者慎用。勿多服，易致虚。

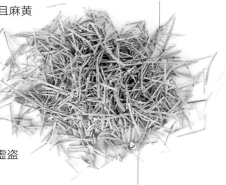

质脆，易折断，断面略呈纤维性，周边黄绿色，髓部红棕色，近圆形

表面淡绿色至黄绿色，有细纵脊线

采收时间：秋季　｜　**小贴士：** 割取部分绿色茎枝，晾干，除去木质茎、残根及杂质，切段

別名：千峰草　　性味：性平，味甘、苦　　来源：木贼科植物木贼的干燥地上部分

木贼

⊙ **功效主治及应用**：木贼具有散热解表、凉血止血、明目退翳的功效，常用于风热目赤、迎风流泪、肠风便血、痔疮出血、血痢、月经不停、脱肛等症。用 3 克木贼和各 5 克的木馒、枳壳、槐角、茯苓、荆芥，一同研制成末，每次取 6 克煎煮后，以枣汤送服，可缓解肠风便血。用各等份的木贼、川芎，研制成末，每次取 9 克，用水煎煮后，除渣，与 3 克金银花同煎服用，可缓解胎动不安的症状。

⊙ **生长习性**：生于坡林下阴湿处、河岸湿地、溪边，喜阴湿的环境，有时也生于杂草地。

⊙ **分布**：全国大部分地区。

⊙ **药用宜忌**：气虚、血虚、目疾者慎服。

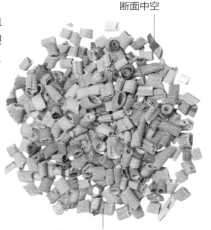

质脆，易折断，断面中空

茎呈长管状，不分枝，表面灰绿色或黄绿色

采收时间：夏季、秋季　｜　**小贴士：** 采收时割取地上部分，除去杂质，晒干或阴干，切段，生用

别名：铜芸、回云、回草、百枝、百韭、百种、屏风、风肉
性味：性微温，味辛、甘　　**来源：**伞形科防风属植物防风的根

防风

◎ **功效主治及应用：**防风具有散热解表、祛风
除湿的功效，常用于破伤风、风疹瘙痒、头痛
感冒等症。取 8 克防风、8 克白芷，研为细末，
加蜂蜜制成如鸡蛋黄大小的丸，偏正头风患者
可空腹服 1 丸，麻风患者可饭后服 1 丸。如
患者有牙风毒，则用茶调为丸，每服 1 丸，
茶汤送下，未愈则连进 3 丸。
◎ **生长习性：**喜阳光充足、凉爽干燥的气候，
耐寒、耐干旱，忌水涝。
◎ **分布：**东北及内蒙古东部等地。
◎ **药用宜忌：**阴虚、血亏、燥热者慎用。

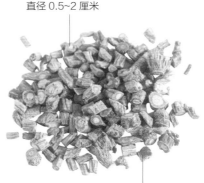

呈圆锥形或圆柱形，
直径 0.5~2 厘米

表面粗糙，有纵皱
纹，根头部有明显
密集的棕褐色环纹

采收时间：春季、秋季　**小贴士：**采挖未抽花茎植株的根，去根须及泥沙后晒干，切片

别名：香苏　　**性味：**性温，味辛　　**来源：**唇形科植物紫苏的干燥叶或茎

紫苏叶

◎ **功效主治及应用：**紫苏叶具有止呕、散寒、
行气、安胎等功效，还可以解鱼、蟹中毒等，
常用于恶心呕吐、风寒感冒、胎动不安等症。
用各 5 克的紫苏叶、防风、川芎、陈皮、
生姜和 3 克甘草加清水煎汁内服，可
改善风寒发热。
◎ **生长习性：**喜温暖、湿润气候，在阳
光充足的环境下生长旺盛。以疏松、肥沃、
排灌方便的沙壤土栽培为宜。
◎ **分布：**湖北、河南、四川、江苏、广西、广东、
浙江、河北和山西等地。
◎ **药用宜忌：**阴虚、气虚及温病者慎服。

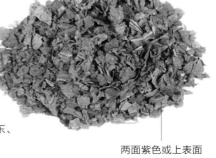

叶片多皱缩
卷曲、破碎

两面紫色或上表面
绿色，下表面紫色，
疏生灰白色毛

采收时间：夏季、秋季　**小贴士：**枝叶茂盛时收割，除去杂质，于阴凉通风处阴干，切段

别名：羌青、护羌使者、胡王使者、羌滑、退风使者、黑药
性味：性温，味辛、苦　　来源：伞形科羌活属植物羌活的干燥根茎及根

羌活

○ **功效主治及应用**：羌活具有散寒祛风、止痛除湿的功效，常用于风水浮肿、肩酸背痛、风寒感冒、头痛无汗、风寒湿痹等症。取20~25克羌活、50克板蓝根、50克蒲公英，一同煎煮，每天1剂，分两次服用，对缓解感冒发热、扁桃体发炎具有很好的功效。取2克防风、1.5克羌活、2颗赤小红豆，一同研制为末，用鼻吸入，可缓解太阳经头痛。

○ **生长习性**：喜凉爽湿润气候，耐寒，稍耐阴。适宜在土层深厚、疏松、排水良好、富含腐殖质的沙壤土栽培。

○ **分布**：陕西、四川、甘肃、青海和西藏等地。

○ **药用宜忌**：血虚痹痛者慎服。

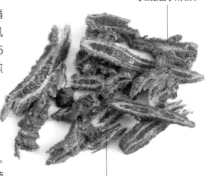

节上有多数点状或瘤状根痕

断面不平整，皮部黄棕色至暗棕色，木部黄白色，髓部黄色至黄棕色

采收时间：春季、秋季　**小贴士：挖取根茎，砍去芦头，晒干或烘干，切片**

别名：川白芷　　性味：性温，味辛　　来源：伞形科当归属植物杭白芷的干燥根

白芷

○ **功效主治及应用**：白芷具有止痛消肿、解表散寒、排脓、清热燥湿、收敛止带的功效。用各4克的辛夷、防风、白芷和6克苍耳子、2.5克川芎、3.5克北细辛、1.5克甘草，一同用清水煎服，连续服用4剂可改善鼻炎病症，服药期间忌食牛肉。取等份的白芷、细辛、石膏、乳香、没药（制霜），一同研制为细末，用鼻吸入，左痛右吹，右痛左吹，可缓解半边头痛。

○ **生长习性**：喜温暖湿润气候，耐寒。宜在阳光充足、土层深厚、疏松肥沃、排水良好的沙壤土栽培。

○ **分布**：四川、浙江、河南、河北、安徽等地。

○ **药用宜忌**：血虚有热及阴虚阳亢头痛者禁服。

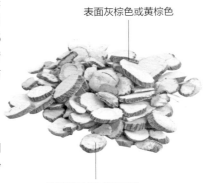

表面灰棕色或黄棕色

断面近方形或近圆形，白色或灰白色，形成层环棕色

采收时间：夏季、秋季　**小贴士：先割去茎叶，然后取出白芷根，去须及泥土，晒干，切片**

別名：均姜、白姜、干姜
性味：性温，味辛　来源：姜科姜属植物姜的新鲜根茎

生姜

◯ **功效主治及应用：**生姜具有发汗解表、温中止呕、温肺止咳的功效，常用于发热头痛、风寒感冒、呕吐腹泻等症，还可以解半夏、天南星、鱼蟹、鸟兽肉之毒。用 50 克生姜切碎与 700 毫升醋浆同煎，空腹时去滓慢慢服下，可缓解呕吐。

◯ **生长习性：**喜温暖湿润的环境条件，不耐低温霜冻，怕潮湿、怕强光直射。以土层深厚、疏松、肥沃、排水良好的沙壤土或重壤土为宜。

◯ **分布：**全国各地。

◯ **药用宜忌：**阴虚内热者及实热证者忌服。

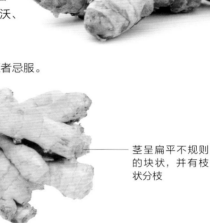

质脆，易折断，折断后有汁液渗出

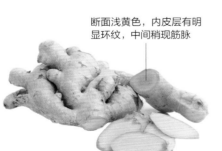

茎呈扁平不规则的块状，并有枝状分枝

断面浅黄色，内皮层有明显环纹，中间稍现筋脉

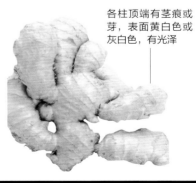

各柱顶端有茎痕或芽，表面黄白色或灰白色，有光泽

采收时间：秋季、冬季　小贴士：茎叶枯黄时采挖，除去须根及泥沙，鲜用

別名: 紫玉兰、木兰、木笔
性味: 性温，味辛　　来源: 木兰科木兰属望春花、玉兰或武当玉兰的干燥花蕾

辛夷

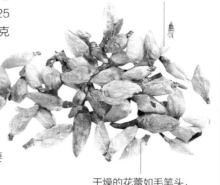

外裹苞片2枚成两层，两层之间尚可见小芽鳞

干燥的花蕾如毛笔头，基部带有木质短枝

◉ 功效主治及应用: 辛夷具有解表散寒、宣通鼻窍的功效，常用于头痛、鼻窦炎等症。取25克辛夷、7.5克苍耳子、50克香白芷、2.5克薄荷叶，晒干一同研为细末，每服10克，用葱、茶调服。用各10克的辛夷和苍耳子，以纱布包裹，煎煮，取浓汁滴鼻，每天3~4次，对缓解急慢性鼻炎、鼻窦炎有良效。

◉ 生长习性: 喜温暖湿润和阳光充足环境，较耐寒，但不耐旱和盐碱，怕水淹，要求肥沃、排水好的沙壤土。

◉ 分布: 山东、安徽、四川、河南等地。

◉ 药用宜忌: 阴虚火旺者忌服。

采收时间: 早春　　小贴士: 花未开放时采摘，剪去枝梗，烘干或晒干即可

別名: 球子草　　性味: 性温，味辛　　来源: 菊科石胡荽属植物石胡荽的干燥全草

鹅不食草

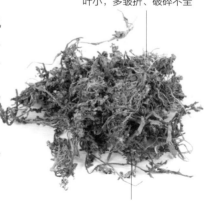

茎细而多分枝，质脆易断，叶小，多皱折、破碎不全

干燥的全草相互缠成团，呈灰绿色或棕褐色

◉ 功效主治及应用: 鹅不食草具有通窍、祛风散寒、解毒消肿、宣通鼻窍的功效，常用于感冒、咽喉肿痛、百日咳、腹痛、疟疾、疳症、鼻涕不止、鼻息肉病、白内障、疮癣、跌打损伤等病症。取鹅不食草（鲜品、干品均可）进行搓揉，闻其味打喷嚏，每天2次，可缓解伤风头痛、鼻塞。

◉ 生长习性: 生于路旁荒野、田埂及阴湿草地。

◉ 分布: 河南、江苏、浙江、广西等地。

◉ 药用宜忌: 胃溃疡及胃炎患者慎用。

采收时间: 5~6月　　小贴士: 花开时采收，洗去泥沙，晒干，生用。也可鲜用

别名: 柳桂、肉桂
性味: 性温,味辛、甘　　**来源:** 樟科樟属植物肉桂的干燥嫩枝

桂枝

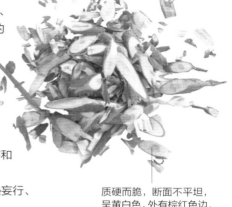

呈圆柱形,外表棕红色或紫褐色

◐ **功效主治及应用:** 桂枝具有解表生肌、活血止痛、通阳化气的功效,常用于肩酸背痛、风寒发热、心痛痰饮等症。用各150克的生姜、桂枝,5枚枳实,用6升水一同煎煮,取其3升适温时3次服完,可缓解心痛。

◐ **生长习性:** 适宜生长在热带与南亚热带高温高湿地区,不耐寒,冬季0℃以下易受冻害。

◐ **分布:** 福建、广东、广西、海南、云南和台湾等地。

◐ **药用宜忌:** 凡温热病、阴虚阳盛及血热妄行、月经过多者忌服。

质硬而脆,断面不平坦,呈黄白色,外有棕红色边,中心色较深

采收时间: 春季、夏季 **小贴士:** 剪取嫩枝,去叶,截成长30~100厘米的小段,晒干或阴干

别名: 水荆芥　　**性味:** 性微温,味辛　　**来源:** 唇形科石荠苧属植物石香薷的干燥地上部分

香薷

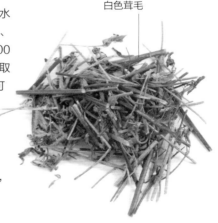

干燥全草,被有白色茸毛

◐ **功效主治及应用:** 香薷具有发汗解表、利水消肿、和中化湿、祛湿的功效,常用于肿痛、恶心呕吐、腹泻腹痛、头痛发热等症。取100克香薷、50克蓼子,一同捣制筛取,每次取10克,用水煎煮,去渣温服,每天3次,可缓解霍乱吐利、四肢烦疼、冷汗、多渴。

◐ **生长习性:** 适应性较强,喜温暖环境,以排水良好、疏松肥沃的土壤为宜。

◐ **分布:** 河北、河南、安徽、江西等地。

◐ **药用宜忌:** 汗多表虚者忌服。内服宜凉饮,热饮易致呕吐。

采收时间: 夏季、秋季 **小贴士:** 茎叶茂盛、果实成熟时割取地上部分,晒干或阴干,生用

别名：白细辛、金盆草、大药、盆草细辛、山人参、马蹄香
性味：性温，味辛　　**来源**：马兜铃科细辛属植物北细辛、汉城细辛或华细辛的干燥全草

细辛

- **功效主治及应用**：细辛具有祛风解表、温肺化饮、通窍、散寒止痛的功效，常用于咳嗽痰多、牙痛、鼻炎、风湿痛、头痛等症。取各50克的细辛、炙甘草、桂心等中草药，共同捣制为末，每次用热水送服50克，不计时候服用，可有效缓解口臭。
- **生长习性**：喜阴凉湿润，忌强光与干旱，耐严寒，宜在背阴坡富含腐殖质的疏松肥沃土壤中生长。
- **分布**：辽宁、吉林、黑龙江、陕西等地。
- **药用宜忌**：有小毒，阴虚阳亢、血虚头痛、气虚多汗及火升炎上者禁服。不宜与藜芦同用。

根细长，表面灰黄色，平滑或具纵皱纹，质脆易折断，断面黄白色

采收时间：夏季　|　**小贴士：挖出全草，除去泥沙，放阴凉处阴干**

别名：菜耳实　　**性味**：性温，味辛、苦　　**来源**：菊科苍耳属植物苍耳带总苞的果实

苍耳子

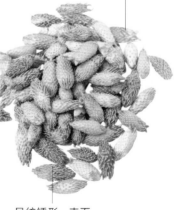

质硬而韧，全体有钩刺

- **功效主治及应用**：苍耳子具有祛湿消痛、散寒通窍的功效，常用于四肢痉挛、头痛牙痛、鼻涕不止、关节疼痛、头癣等症。取各10克的苍耳子灰、葶苈子末，用水服下，每天2次，可缓解大腹水肿、小便不利。取500克苍耳子、10升水，煎煮后取5升，热含之，痛则吐，吐复含，可缓解牙痛。
- **生长习性**：常喜温暖稍湿润的气候，以疏松肥沃、排水良好的沙壤土栽培为宜。
- **分布**：黑龙江、辽宁、吉林、内蒙古和河北等地。
- **药用宜忌**：血虚头痛、痹痛者忌服。过量服用易导致中毒。

呈纺锤形，表面黄棕色或黄绿色

采收时间：秋季　|　**小贴士：割取地上部分，打下果实，晒干，去刺，生用或炒用**

别名：蕃荷菜、菝蘭、南薄荷、猫儿薄苛、升阳菜、薄苛、蔢荷、夜息花
性味：性凉，味辛　　来源：唇形科薄荷属植物薄荷的干燥地上部分

薄荷

○ 功效主治及应用：薄荷具有宣散风热、清喉
利咽、解毒利肝的功效，常用于头痛发热、咽
喉肿痛、眼睛肿痛、风疹瘙痒、麻疹不止等
症，还可有效治疗痈、疽、疥、癣、漆疮。
此外，薄荷能消炎止痛，用薄荷叶煎汤服用，
可缓解血痢不止。

○ 生长习性：喜温和湿润环境，适应性很
强，生长初期和中期需要水量充沛，以疏松
肥沃、排水良好的沙壤土为佳。

○ 分布：江苏、浙江、湖南等地。

○ 药用宜忌：体虚多汗者忌服。

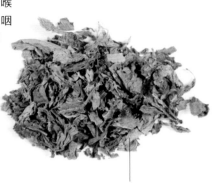

表面紫棕色或淡绿色，
棱角处具茸毛

采收时间：夏季、秋季　　小贴士：温暖地区 1 年可收割 3 次；割取全草，鲜用或晒干切段用

别名：蝉壳　　性味：性寒，味甘　　来源：蝉科华南蚱蝉属昆虫黑蚱若虫羽化后的蜕壳

蝉蜕

○ 功效主治及应用：蝉蜕具有散热发汗、解痉、
透疹止痒、明目等功效，常用于感冒咳嗽、痉挛、
小儿惊痫、眼疾、疹疮痒肿、破伤风等症。取
5 克蝉蜕、15 克牛蒡子、5 克甘草、5 克
桔梗，共同煎煮送服，可缓解感冒、咳嗽、
声音沙哑。用各等份的紫草、蝉蜕、木通、
芍药、炙甘草，一同煎煮后服用，每次
10 克，可抑制痘疮。

○ 生长习性：成虫多栖于柳树、枫树、杨树、
苹果树、梨树、桃树、杏树等阔叶树木上。

○ 分布：山东、河南、河北等地。

○ 药用宜忌：孕妇慎服。

表面黄棕色，半
透明，有光泽

全形似蝉而中空，
略呈椭圆形而弯曲，
腹面有足 3 对，被
黄棕色细毛

采收时间：夏、秋　　小贴士：采收后除净泥土，晒干，生用

別名：节华、日精、女节、女华、女茎、更生、甘菊、真菊
性味：性微寒，味辛、甘、苦　　来源：为菊科菊属植物菊的干燥头状花序

菊花

- 功效主治及应用：菊花具有散风清热、清肝明目的功效，常用于头痛目眩、心烦气躁、眼疾、疔疮、酒毒等症。用各 50 克的菊花（干）、白英（干）、炙甘草，一同捣制为末，于晚上睡觉之前以温水送服 15 毫升，可缓解热毒、目赤头晕、面部肿胀。取各 15 克的菊花、石膏、川芎，一同研制为末，用水送服，每次 7 毫升，可缓解风热头痛。

干燥头状花序，外层为数层舌状花，呈扁平花瓣状

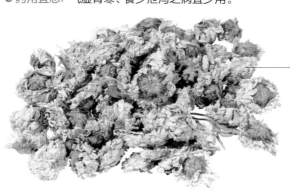

- 生长习性：喜温暖湿润、阳光充足的气候，忌阴凉，尤其在开花期间，需要充足的日照时间。
- 分布：浙江、安徽、山东和四川等地。
- 药用宜忌：气虚胃寒、食少泄泻之病宜少用。

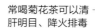

中心由多数管状花聚合而成，基部有总苞，由 3~4 层苞片组成

常喝菊花茶可以清肝明目、降火排毒

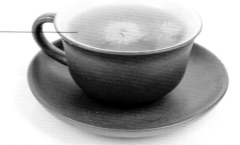

采收时间：9~11 月　　小贴士：待花瓣平展，有 80% 的花心散开时，晴天露水干后分批采收

別名：干葛、甘葛、粉葛、葛子根、葛条、葛藤
性味：性凉，味辛、甘　来源：豆科葛属植物野葛的干燥根

葛根

○ 功效主治及应用：葛根具有散热解肌、透疹、生津止渴、升阳止泻的功效，由于其还含有黄酮，因此常用于高血压、高血糖、心脑血管疾病等症。取 15 克葛根、10 克薄荷，一同煎煮服用，可缓解风热感冒。取 10 克葛花、5 克枳子（拐枣）、6 克砂仁，一同煎煮服用，可有效醒酒及解慢性酒精中毒。

○ 生长习性：适应性强，在向阳湿润的荒坡、林边都可栽培，以深厚、肥沃、疏松的沙壤土栽培较好。

○ 分布：湖南、河南、广东、四川等地。

○ 药用宜忌：表虚多汗、虚阳上亢者慎用。

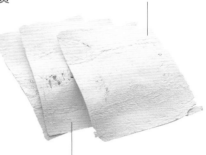

呈纵切的长方形厚片或小方块，黄白色，纹理不明显

质韧，纤维性强，有纵皱纹，粗糙

采收时间：秋季、冬季｜**小贴士：采挖后洗净，除去外皮，切片，晒干或烘干，生用或煨用**

別名：淡豉　性味：性凉，味苦、辛　来源：大豆经蒸、腌、发酵等方法加工而成

淡豆豉

○ 功效主治及应用：淡豆豉具有散热解表、除烦的功效，常用于心烦气躁、躁动失眠、头痛感冒等症。取 500 克淡豆豉、300 克薤白，用 1500 毫升水先煮薤白，煮沸后加入淡豆豉，煮至汁液变黑时停火，去渣留汁，分两次服完，可缓解伤寒、痢疾、腹痛，未痊愈可再服。

○ 生长习性：需阳光充足，要求氮、磷、钾养分较多。大豆种子吸水量达到 5% 时才能萌芽，播种时土壤水分必须充足，土壤含水量不能低于 60%。

○ 分布：全国各地。

○ 药用宜忌：胃寒易恶心呕吐者慎服。

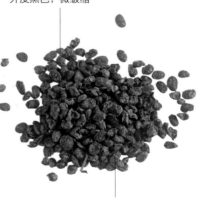

干燥品呈椭圆形，略扁，外皮黑色，微皱缩

质脆，易破碎，有黄灰色膜状物，无光泽

采收时间：8~10 月｜**小贴士：果实成熟后采收，晒干，碾碎果壳，拣取种子蒸或腌制而成**

别名：恶实、鼠粘子、黍粘子、大力子、黑风子、毛锥子、粘苍子
性味：性寒，味辛、苦　来源：菊科牛蒡属植物牛蒡的成熟果实

牛蒡子

➲ **功效主治及应用**：牛蒡子具有散热排毒、润肺消肿、透发麻疹、利咽散结的功效，常用于发热咳嗽、咽喉肿痛、痈肿疮毒、麻疹透发不畅等症。用各 10 克的牛蒡子、浮萍，与薄荷汤同服，分两次服用，可缓解皮肤发热、遍身痒疹。取 10 克牛蒡子，炒至半熟，研为末，用热酒调服，可缓解咽喉肿痛、身体水肿。

➲ **生长习性**：喜温暖湿润气候，耐寒、耐旱，怕涝。以土层深厚、疏松肥沃、排水良好的沙壤土栽培为宜。

➲ **分布**：东北及浙江、四川、河北等地。

➲ **药用宜忌**：脾胃虚寒、气虚色白、大便自利或泄泻者慎服。

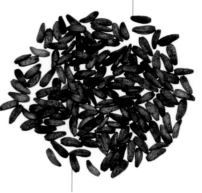

呈长倒卵形，略扁，微弯曲，长 5~7 毫米，直径 2~3 毫米

表面灰褐色，带紫黑色斑点，有数条纵棱

采收时间：秋季　小贴士：分批采集，堆积 2~3 天，曝晒干，打出果实，晒至全干

别名：铁扇子、蚕叶　性味：性寒，味甘、苦　来源：桑科桑属植物桑的干燥叶

桑叶

➲ **功效主治及应用**：桑叶具有疏风散热、清肺润燥、明目清肝的功效，常用于风热感冒、头痛目眩、肺燥咳嗽等症。取 15 克桑叶，撕成片状，用水煎煮去渣，温水送服，频频饮用，可缓解霍乱引发的烦躁口渴。取适量的桑叶，用生蜜涂于每片，在叶蒂上用线系住，于阴凉处晾干，切碎，用水煎煮取汁服用，可缓解小儿口渴。

➲ **生长习性**：喜温暖湿润气候，耐贫瘠，对土壤适应性强。

➲ **分布**：全国大部分地区。

➲ **药用宜忌**：肝燥者禁用。

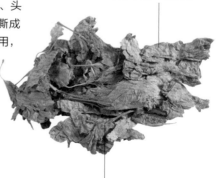

表面黄绿色或浅黄棕色，叶脉突起，小脉网状，脉上被疏毛

完整的叶片有柄，展开后呈卵形或宽卵形

采收时间：10~11 月　小贴士：霜后采收，除去杂质，晒干，生用或蜜炙用

柴胡

根较细，圆锥形

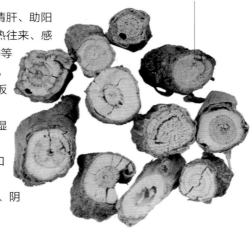

● 功效主治及应用：柴胡具有散热清肝、助阳化气、解郁截疟的功效，常用于寒热往来、感冒发热、疟疾、胸闷胀痛、子宫脱垂等症。取 200 克柴胡、50 克炙甘草，一起研制为末，每次取 10 克煎煮，饭后服用，可缓解疟疾、体热、伤寒。

● 生长习性：适应性强，喜冷凉而湿润的气候，耐寒、耐旱、忌涝。

● 分布：辽宁、四川、湖北、河南和安徽等地。

● 药用宜忌：肝阳上亢、肝风内动、阴虚火旺及气机上逆者忌用。

质稍软，易折断，断面略平坦，不显纤维性，淡棕色

表面红棕色或黑棕色，靠近根头处多具细密环纹

采收时间：春季、秋季　小贴士：挖取根部，去净茎苗、泥土，晒干，切段，生用、酒炒或醋炒用

別名：绿升麻、周升麻、周麻、鸡骨升麻、鬼脸升麻
性味：性微寒，味微甘、辛　　来源：毛茛科升麻属植物升麻的干燥根茎

升麻

◎ 功效主治及应用：升麻具有解表透疹、排毒
清热、助阳化气的功效，常用于头痛发热、牙
痛口疮、咽喉肿痛、子宫脱垂、麻疹透发不畅
等症。用各等份的干葛（研细）、升麻、芍药、
炙甘草，一起研制为末，用水煎煮后，每次温
服 20 克，可缓解伤寒、四肢胀痛、疮疹等。
◎ 生长习性：喜温暖湿润气候，常生于林
下、山坡草丛中。
◎ 分布：山西、四川、东北和青海等地。
◎ 药用宜忌：麻疹已透、阴虚火旺、肝阳上亢
者忌服。

质坚硬，不易折断，断面
不平坦，有裂隙，纤维性，
黄绿色或淡黄白色

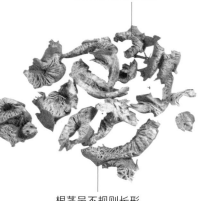

根茎呈不规则长形
方块，表面黑褐色
或棕褐色

采收时间：秋季	小贴士：地上部分枯萎后，挖出根茎，除去地上茎苗和泥土，晒干

別名：洋苏草　　性味：性平，味苦、辛　　来源：唇形科鼠尾草属鼠尾草的干燥茎叶

鼠尾草

◎ 功效主治及应用：鼠尾草具有清热利湿、活
血调经、解毒消肿等功效，主要用于治疗黄
疸、湿热带下、赤白下痢、痛经、月经不调、
疮疡疖肿、跌打损伤等症。
◎ 生长习性：常生于山间坡地、
路旁、草丛、林缘和水边等处。
◎ 分布：浙江、江苏、江西、湖
北、福建、广东、广西、台湾，
以及安徽南部等。
◎ 药用宜忌：脾胃虚寒者慎用。

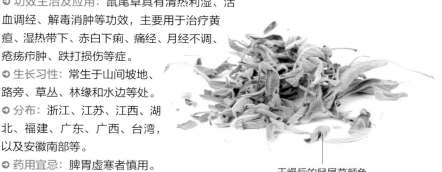

干燥后的鼠尾草颜色
为银灰色

采收时间：夏季	小贴士：干叶或鲜叶可用作香肠、家禽和猪肉等食物的调味料

别名： 细石、细理石、软石膏、寒水石、白虎
性味： 性寒，味辛、甘　　**来源：** 硫酸盐类矿物硬石膏族石膏的矿石

石膏

○ **功效主治及应用：** 石膏具有清热降火、
除烦解渴的功效，常用于发热、肺热烦躁、
口渴、牙痛、头痛、咳嗽气喘等症。外敷
煅石膏还能改善水火烫伤、皮肤溃疡不止、
湿疹、外伤出血。用各等份的石膏、炙甘
草，一同研制为末，每次 10 克，温水送服，
可缓解发热多汗、烦躁口渴。

○ **生长习性：** 常产于海湾盐湖和内陆湖泊
形成的沉积岩中。

○ **分布：** 内蒙古、青海、湖南、山东、湖
北、吉林、江苏、广西、山西和宁夏等地。

○ **药用宜忌：** 阳虚、寒证、脾胃虚寒及血虚、
阴虚发热者慎服。

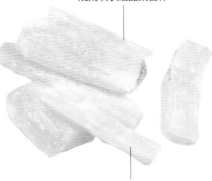

长块状、板块状或不
规则块状结晶集合体

白色或类白色，半透明，具
纤维状纹理，纵断面有绢丝
样光泽，质软

采收时间：全年　**小贴士：挖出后，去净泥土及杂石**

别名： 野蓼　　**性味：** 性寒，味苦、甘　　**来源：** 百合科多年生草本植物知母的干燥根茎

知母

○ **功效主治及应用：** 知母具有清热降火、滋阴
润燥，生津止渴的功效，常用于发热、肺热咳喘、
内热消渴、便秘等症。取 50 克生山药、
25 克生黄芪、30 克知母、10 克捣碎的生
鸡内金、7.5 克葛根、15 克五味子、15 克天
花粉，一同煎煮后，取汁服下，可缓解干渴。

○ **生长习性：** 生于向阳干燥的山坡、
丘陵草丛及固定的沙丘上。

○ **分布：** 黑龙江、吉林、辽宁、内蒙古、河北、
河南、山东、陕西和甘肃等地。

○ **药用宜忌：** 脾胃虚寒、大便溏泄者禁服。

呈长条状，微弯曲，
略扁，偶有分枝

表面黄棕色至棕色，
上面有凹沟

采收时间：春季、秋季　**小贴士：除去须根及泥沙，晒干或烘干为"毛知母"**

别名：芦菇根、活芦根、芦柴根、干芦根、苇根、苇茎
性味：性寒，味甘　　**来源**：禾本科多年生草本芦苇的干燥根茎

芦根

○ **功效主治及应用**：芦根具有清热止渴、止呕除烦的功效，常用于发热咳嗽、肺热口渴、呕吐等症。取 25 克芦根，用 3 升水煎煮取 2 升，去渣，不计时温服，可缓解烦躁不安、胸闷气短、厌食。用各适量的梨汁、荸荠汁、鲜芦根汁、麦冬汁、藕汁（或蔗浆），调和待温时服下，可缓解太阴温病。取 1500 克芦根，切段，用水熬煮成浓汁服下，可缓解呕吐不止、四肢逆冷。

○ **生长习性**：生长于河流、池沼岸边浅水中。

○ **分布**：全国大部分地区。

○ **药用宜忌**：脾胃虚寒者慎服。

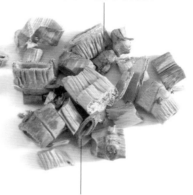

表面黄白色，有光泽，全体有节，节上有须根及芽痕

质轻而韧，不易折断，横切面中空，有细孔

采收时间：全年　｜　**小贴士**：采挖其地下茎，洗净，除去须根，切去残节，晒干或鲜用

别名：山鸡米　　**性味**：性寒，味甘、淡　　**来源**：禾本科多年生草本淡竹叶的干燥茎叶

淡竹叶

○ **功效主治及应用**：淡竹叶具有清热除烦、利尿的功效，常用于口渴、烦躁、内热、小便不畅等症。用各 15 克的淡竹叶和白茅根，用水一同煎服，每天一剂，可缓解尿出血。取 20 克淡竹叶、15 克灯芯草、10 克海金沙，一同熬煮服用，每天一剂，可缓解淋证。

○ **生长习性**：生于林下或沟边阴湿处。

○ **分布**：浙江、江苏、湖南、湖北和广东等地。

○ **药用宜忌**：无实火、湿热者慎服，体虚有寒者禁服。

表面淡黄绿色，断面中空

叶片微皱缩，具横行小脉，形成长方形的网格状，下表面尤为明显

采收时间：夏季　｜　**小贴士**：未开花时采收，切除须根，晒干

葱白

◎ **功效主治及应用**：葱白具有发汗解表、通阳散寒的功效，常用于风寒头痛、宫寒腹痛、小便不利、便秘、蛔虫病、痢疾、毒疮脓肿等症。取 20 根葱白、20 枚大枣，用 3 升水一同煎煮取 2 升药汁，每天服用 3 次，可抑制霍乱导致的烦躁、卧不安稳。取 20 根连根葱白，用适量米一同熬煮成粥，加入少许醋，热食可缓解季节性头痛发热。

◎ **生长习性**：性喜冷凉，对光照强度要求不高，不耐涝，不耐阴，也不喜强光。

◎ **分布**：全国各地。

◎ **药用宜忌**：表虚多汗者忌服。本品忌与蜂蜜、地黄、常山同食。

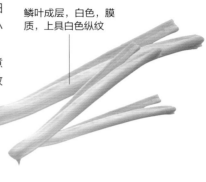

鳞叶成层，白色，膜质，上具白色纵纹

茎极度短缩呈球状或扁球状，单生或簇生

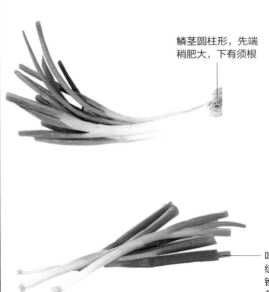

鳞茎圆柱形，先端稍肥大，下有须根

叶由叶身和叶鞘组成，叶身长圆锥形，中空，绿色或深绿色

别名：鸡舌草、碧竹子、碧蝉花、青耳环花
性味：性寒，味甘、淡　　来源：鸭跖草科一年生草本植物鸭跖草的干燥地上部分

鸭跖草

○ **功效主治及应用**：鸭跖草具有清热解毒、利水消肿、散结泻火的功效。常用于毒疮脓肿、小便不畅、身体水肿、丹毒、尿血、跌打肿伤、风湿等症。取 50 克鸭跖草、15 克蚕豆花，用水煎煮代茶饮，对高血压有良效。取 150 克鲜鸭跖草，用水煎煮，连服数日，可以缓解水肿。

○ **生长习性**：喜温暖湿润气候，耐寒，可在阴湿的田边、溪边、村前屋后种植。

○ **分布**：全国各地。

○ **药用宜忌**：脾胃虚弱者宜少用。

鸭跖草鲜品，干品时为黄绿色或黄白色，叶片、花瓣皱缩，易碎

采收时间：夏季、秋季　│　小贴士：净制鲜用；也可晒干备用

别名：山栀子　　性味：性寒，味苦　　来源：茜草科植物栀子的干燥成熟果实

栀子

○ **功效主治及应用**：栀子具有活血排毒、散热利尿、清心降火的功效，常用于心烦气躁、热病、口渴、眼疾、吐血、咽喉肿痛等症。取 30~60 克栀子，加瘦肉煮食，可缓解黄疸性肝炎。取 10 克栀子、30 克栀子根，用水煎煮后服下，可缓解支气管炎。

○ **生长习性**：常生于低山温暖的树林中或荒坡、沟旁、路边。

○ **分布**：河南、江苏、浙江、湖南、江西、广东、广西和云南等地。

○ **药用宜忌**：脾虚便溏、胃寒作痛者忌服。

长卵圆形或椭圆形，表面红黄色或棕红色

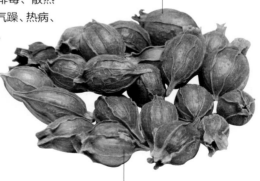

果皮薄而脆，略有光泽，具 2~3 条隆起的假隔膜

采收时间：9~11 月　│　小贴士：果皮呈红黄色时采摘，除去果柄及杂质，生用或炒焦

别名：麦夏枯、铁色草、棒头柱、棒槌草、锣锤草
性味：性寒，味苦、辛　　来源：唇形科多年生草本植物夏枯草的干燥果穗

夏枯草

◐ 功效主治及应用：夏枯草具有补血、养脉、清肝、散结、明目的功效，常用于头晕目眩、血崩、肺结核、乳痈、四肢疼痛等症。取 300 克夏枯草，用 1.2 升水煎煮，熬煮至七分，　去渣服用，可缓解瘰疬（又称老鼠疮）。取适量的夏枯草，研制成末，以米汤送服，可缓解血崩不止。

◐ 生长习性：生于荒地、路旁及河边湿草丛中等。

◐ 分布：全国大部分地区。

◐ 药用宜忌：脾胃虚弱者慎服。

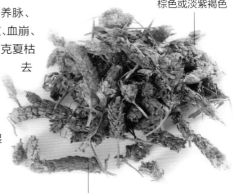

干燥果穗呈长圆柱形或宝塔形，棕色或淡紫褐色

宿萼数轮至十数轮，作覆瓦状排列，下方对生苞片 2 枚

别名：草决明　　性味：性微寒，味苦、甘、咸　　来源：豆科草本植物决明的干燥成熟种子

决明子

◐ 功效主治及应用：决明子具有清肝明目、润肠通便的功效，常用于肝炎、肝硬化腹水、高血压、小儿疳积、习惯性便秘、目眩等症。取适量决明子，研制成末，用水调和，涂于太阳穴处，可缓解目赤肿痛等眼疾。取 15 克决明子，研制成末，取 1 副鸡肝，捣烂，两者以白酒调制成饼，蒸熟服用，可缓解小儿疳积。

◐ 生长习性：生于村边、路旁和旷野等处。

◐ 分布：安徽、广西、四川、浙江和广东等地。

◐ 药用宜忌：脾胃虚寒、便溏者慎服。

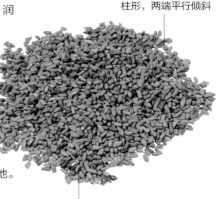

种子呈棱方形或短圆柱形，两端平行倾斜

表面绿棕色或暗棕色，平滑有光泽

别名：二宝花、双花、银花、金花、忍冬花
性味：性寒，味甘　来源：忍冬科植物忍冬的干燥花蕾或带初开的花

金银花

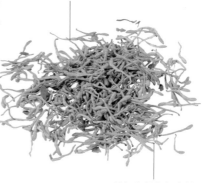

干燥花蕾呈长棒状，
略弯曲，上部较粗，
外表黄色或黄褐色

○ 功效主治及应用：金银花具有散热排毒的功效，常用于外感热病、热毒疮疡、毒疮、淋巴结核、痔漏等症。取各 15 克的金银花、连翘、大青根、芦根、甘草，用水煎煮后服用，每天 1 剂，连服 3~5 天，可以预防乙脑、流脑。取 25 克金银花，以白蜜水调服可以抑制红痢，以砂糖水调服可以抑制白痢。

○ 生长习性：喜温暖湿润、阳光充足的气候，适应性很强，耐寒、耐旱、耐涝。

○ 分布：主产于山东、河南、湖南等省，以山东产的品质为最佳。

○ 药用宜忌：脾胃虚寒、气虚疮疡脓清者慎服。

基部有绿色细小的
花萼，花冠唇形

采收时间：5~6 月　小贴士：在晴天清晨露水刚干时摘取花蕾，摊在席上阴干

別名：山油麻　　性味：性凉，味苦　　来源：梧桐科山芝麻属植物山芝麻的根或全株

山芝麻

根呈圆柱形，略扭曲，头部
常带有结节状的茎枝残基

○ 功效主治及应用：山芝麻具有散热排毒、消肿止痛的功效，常用于咽喉肿痛、痢疾、淋巴结核、便秘、蛇毒、毒疮脓肿、肺炎等症。用各等量的山芝麻、古羊藤根、两面针，一同研制成末，每天 3 次，每次用开水送服 5 克，可改善痧胀、黄疸、热疟。取 20 克鲜山芝麻根，洗净切成片状，加冰糖，用水煎煮后服下，可缓解咳嗽肺痨。

○ 生长习性：生于山坡、路旁及丘陵地。

○ 分布：全国各地。

○ 药用宜忌：孕妇及体弱者忌服。

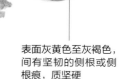

表面灰黄色至灰褐色，
间有坚韧的侧根或侧
根痕，质坚硬

采收时间：夏季、秋季　小贴士：当全株有 3/4 的荚成熟，底荚开始裂荚、顶荚变黄时采收

别名：驮驿、底珍、天生子、映日果、蜜果、文仙果
性味：性平，味甘　来源：桑科无花果属植物无花果的成熟花托与果实

无花果

○ **功效主治及应用：** 无花果具有散热排毒、润肠温胃、祛火消肿的功效，常用于便秘、咽喉肿痛、痢疾、肠炎、痔疮等症。取鲜无花果生吃，或用 10 枚干果和一段猪大肠，以水煎服，可以缓解痔疮、大便不畅、脱肛。取 2 枚无花果、10 克小茴香，用水同煮后服用，可以缓解疝气。取 25 克干无花果，以水煎煮后，用冰糖调和服用，可以缓解肺热、声音沙哑。取 7 枚干无花果，用水煎服，可以缓解久泻不止。

○ **生长习性：** 喜温暖湿润的海洋性气候，喜光、喜肥，不耐寒，不抗涝，但较耐干旱。

○ **分布：** 长江流域和华北沿海地区。

○ **药用宜忌：** 脾胃虚寒者慎食。

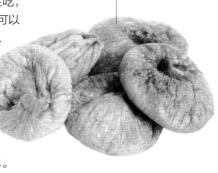

表面淡黄棕色至暗棕色、青黑色，有波状弯曲的纵棱线

瘦果卵形或三棱状卵形，长 1~2 毫米，淡黄色

质坚硬，横切面黄白色，内壁着生众多细小瘦果

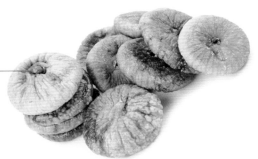

基部较狭，带有果柄及残存的苞片

采收时间：7~10 月 ｜ 小贴士：果实呈绿色时采摘，鲜果用开水烫后，晒干或烘干

别名：空壳、大翘、黄花杆、黄寿丹、黄花瓣、落翘、黄花条
性味：性微寒，味苦　　来源：木犀科落叶灌木连翘的干燥果实

连翘

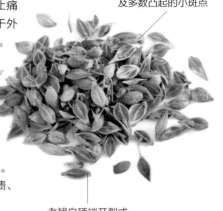

长卵形至卵形，稍扁，表面有不规则的纵皱纹及多数凸起的小斑点

○ 功效主治及应用：连翘具有散热排毒、止痛消肿、利水降压、杀毒抗菌的功效，常用于外感热病、烦躁不安、咽喉肿痛、毒疮脓肿等症。此外，连翘叶也可作药用，有缓解咽喉肿痛、高血压、痢疾的作用。

○ 生长习性：多喜温暖湿润气候，耐寒，耐干旱瘠薄，怕涝，不择土壤，在中性、微酸或碱性土壤均能正常生长。

○ 分布：辽宁、河北、河南、山东、江苏、湖北、江西、云南、山西、陕西和甘肃等地。

○ 药用宜忌：脾胃虚弱、阴虚发热、痈疽已溃、脓稀色淡者忌服。

老翘自顶端开裂或裂成两瓣

采收时间：秋季　｜　小贴士：熟透的果实采下后晒干，除去种子及杂质，称为老翘

别名：靛青根　　性味：性寒，味苦　　来源：十字花科菘蓝属植物菘蓝的干燥根

板蓝根

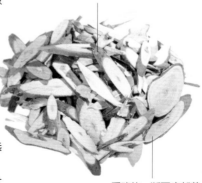

表面浅灰黄色或淡棕黄色，粗糙，有纵皱纹及横斑痕，并有支根痕

○ 功效主治及应用：板蓝根具有散热排毒、凉血利咽的功效，常用于外感发热、毒疮脓肿、丹毒、咽喉肿痛等症，对流行性乙型脑炎、急慢性肝炎、骨髓炎、流行性腮腺炎有预防作用。取 50 克板蓝根、25 克羌活，一同煎煮成汤，分两次服用，连服 2~3 天，可缓解流行性感冒。取 50 克板蓝根，用水煎煮后服用，适用于肝炎患者。

○ 生长习性：喜温暖环境，耐寒、怕涝，宜选土层深厚、排水良好、疏松肥沃的沙壤土。

○ 分布：河北、北京、安徽、浙江、江苏和甘肃等地。

○ 药用宜忌：脾胃虚寒而无实火热毒者忌服。

质略软，断面皮部黄白色至浅棕色，木质部黄色

采收时间：秋季　｜　小贴士：经霜后采挖，带泥晒至半干扎成把，去泥，理直后晒干

别名：贯节、贯渠、百头、虎卷、贯中、贯钟、伯芹、药渠、黄钟
性味：性微寒，味苦　　来源：鳞毛蕨科鳞毛蕨属植物粗茎鳞毛蕨的带叶柄基部的干燥根茎

贯众

○ **功效主治及应用：** 贯众具有散热排毒、杀虫止血的功效，常用于外感发热、血热咳嗽等症。用各 15 克的贯众、黄连、甘草，25 克的骆驼峰，一同研制成末，每次服用 15 克，以开水送服，可解食毒、酒毒、药毒等。取 150 克贯众和各 25 克的苦楝皮、山紫苏、土荆芥，一同煎煮成汤服下，可缓解钩虫病。

○ **生长习性：** 生于林下沼地或阴湿处。

○ **分布：** 黑龙江、吉林、辽宁和河北等地。

○ **药用宜忌：** 孕妇及脾胃虚寒者不宜服用，孕妇慎用。

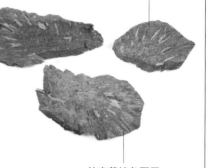

呈扁圆柱形而稍弯曲，上端钝圆或截形，下端较尖，质硬

外表黄棕色至黑棕色，有纵棱线，并有弯曲的须根

采收时间：秋季 | **小贴士：** 采挖后削去叶柄、须根，除净泥土，晒干

别名：靛花　　性味：性寒，味咸　　来源：爵床科马蓝属植物马蓝的叶或茎叶加工制成

青黛

○ **功效主治及应用：** 青黛具有散热排毒、活血的功效，常用于咽喉肿痛、小儿惊痫、血热咳嗽、流行性腮腺炎等症。取 20 克青黛、15 克蛤粉，两者蜜炼成丸，每晚睡前服用 3 丸可缓解咳嗽吐痰、面鼻发红。取 10 克青黛，用水调和服用，可缓解伤寒赤斑。

○ **生长习性：** 生于山坡、路旁、草丛及林边潮湿处。

○ **分布：** 福建、云南、江苏和安徽等地。

○ **药用宜忌：** 胃寒者禁服。

为深蓝色的粉末，体轻，易飞扬

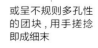

或呈不规则多孔性的团块，用手搓捻即成细末

采收时间：秋季 | **小贴士：** 茎叶用水浸 2~3 昼夜，至叶烂脱枝时，捞去枝条，加入石灰搅拌

別名：黄花地丁、婆婆丁、奶汁草
性味：性寒，味苦、甘　　来源：菊科蒲公英属植物蒲公英的干燥全草

蒲公英

呈皱缩卷曲的团块，干燥的根，略呈圆锥状，弯曲

◐ 功效主治及应用：蒲公英具有散热排毒、利尿散结的功效，常用于外感发热、淋巴结核、急性乳腺炎、急性扁桃体炎等症。取适量的蒲公英捣碎，敷于患处，每天3次，可蓄积乳汁。取适量蒲公英捣烂，和酒煎服，可缓解疖疮疔毒。

◐ 生长习性：生长于山坡草地、路旁、河岸沙地及田野间。

◐ 分布：全国大部分地区。

◐ 药用宜忌：不宜大量服用，大量可致缓泻。

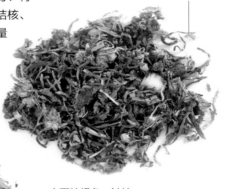

表面棕褐色，皱缩，根头部有棕色或黄白色的茸毛，或已脱落

采收时间：夏季、秋季　　小贴士：开花前或刚开花时连根挖取，除净泥土，晒干

別名：独行虎　　性味：性寒，味苦、辛　　来源：堇菜科堇菜属紫花地丁的干燥全草

紫花地丁

主根长圆锥形，直径1~3毫米，淡黄棕色，有细纵皱纹

◐ 功效主治及应用：紫花地丁具有散热排毒、活血消肿、除疮散结的功效，常用于丹毒、毒蛇咬伤、恶疮等症。用各适量的紫地花丁、葱头、生蜜，一同捣烂敷于患处，可缓解疔疮肿毒。取适量的紫花地丁叶，拌酱研制成膏，点于喉处直至呕吐，可缓解咽喉肿痛。取适量的紫花地丁，研制成末，用酒调15克服下，可缓解黄疸内热。

◐ 生长习性：生于路边、林缘、草地、灌木丛、荒地。

◐ 分布：辽宁、河北、河南、山东、陕西、山西、江苏、安徽、浙江、江西、湖北、湖南和福建等地。

◐ 药用宜忌：体质虚寒者忌服。

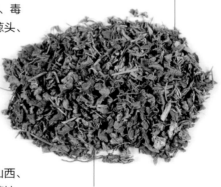

叶丛生，灰绿色，展平后叶片呈披针形或卵状披针形

采收时间：春季、秋季　　小贴士：采收后除去杂质，晒干，置于通风干燥处

別名：重台根、重台草、灯台七
性味：性微寒，味苦　来源：百合科重楼属植物七叶一枝花的根茎

蚤休

○ **功效主治及应用：** 蚤休具有散热排毒、止痛消肿、平肝息风的功效，常用于恶疮、疔毒、咽喉肿痛、慢性支气管炎、小儿惊风、四肢抽搐、虫蛇咬伤等症。取 15 克蚤休，用水煎煮，用酒送服，可缓解乳汁不通。用各 50 克的蚤休、木鳖子（去壳）、半夏，一同捣制为末，和醋调涂于患处，可缓解风毒暴肿。

○ **生长习性：** 生长于山区山坡、林下或溪边湿地。

○ **分布：** 江苏、浙江、福建、江西、安徽、湖北、四川、贵州、云南、广东和广西等地。

○ **药用宜忌：** 有小毒，用量不宜过大。阴疽者及孕妇忌服。

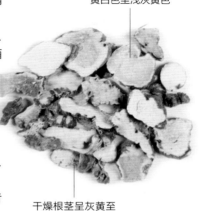

断面平坦，粉质，黄白色至浅灰黄色

干燥根茎呈灰黄至灰褐色，圆柱形，略扁压

采收时间：9~10 月　**小贴士：倒苗时挖起根茎，晒干或烘干后撞去粗皮、须根**

别名：山菊花　　性味：性微寒，味苦、辛　　来源：菊科多年生草本植物野菊干燥头状花序

野菊花

○ **功效主治及应用：** 野菊花具有散热排毒、消肿止疮的功效，常用于外感风热、丹毒、咽喉肿痛、肺炎、呼吸道感染、慢性皮肤病等症。取适量的野菊花和黄糖，一同捣烂敷于患处，可缓解疔疮。取 80 克野菊花、80 克蒲公英、50 克紫花地丁、50 克连翘、50 克石斛，一同用水煎煮，每天 3 次服用，可改善毒疮脓肿。

○ **生长习性：** 生于路旁、山坡、原野。

○ **分布：** 全国大部分地区。

○ **药用宜忌：** 脾胃虚寒者慎服。

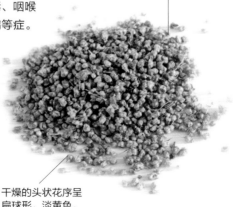

底部有总苞，卵形或披针形，枯黄色，边缘膜质

干燥的头状花序呈扁球形，淡黄色，皱缩卷曲

采收时间：秋季、冬季　**小贴士：花盛开时采收，晒干或烘干，置于通风干燥处**

别名：苦胆草、斩龙剑、日行千里、四方莲、金香草、金耳钩、印度草、苦草
性味：性寒，味苦　　来源：爵床科一年生草本穿心莲的干燥地上部分

穿心莲

○ **功效主治及应用**：穿心莲具有散热排毒、活血祛肿的功效，常用于外感发热、咳嗽、咽喉不适、痢疾、恶疮、痈疽、中毒等症。取 15 克穿心莲，用水煎煮后伴以蜂蜜服下，可缓解痢疾、肠炎。取适量穿心莲研制成末，每次 5 克，每天 3~4 次，可缓解流行性感冒、肺炎。

○ **生长习性**：生于湿热的平原、丘陵地区。

○ **分布**：主产于广东、福建等省，华中、华北、西北等地也有引种。

○ **药用宜忌**：败胃，不宜多服久服。本品味极苦，用量不宜过大。

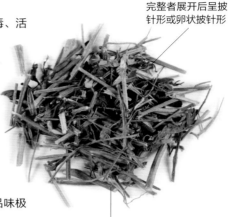

叶片皱缩、易碎，完整者展开后呈披针形或卵状披针形

茎灰绿色，质脆，易折断

采收时间：初秋 | **小贴士：茎叶茂盛时采收，除去杂质，洗净，切段，晒干**

别名：臭草　　性味：性微寒，味辛　　来源：三白草科多年生草本蕺菜的干燥地上部分

鱼腥草

○ **功效主治及应用**：鱼腥草具有散热排毒、利水散结、活血消肿的功效，常用于肺炎、疟疾、身体水肿、痔疮、脱肛、疔疮、皮肤病等症。用各 15 克的鱼腥草、厚朴、连翘，50 克的桑枝，一同研制成末，煎煮后服用，可以缓解病毒性肺炎、支气管炎、感冒。取 30 克鱼腥草、10 克山楂炭，一同用水煎煮后，加蜜糖服下，可以缓解痢疾。

○ **生长习性**：生长于阴湿地或水边。

○ **分布**：长江以南各地。

○ **药用宜忌**：虚寒证及阴疽者忌服。鱼腥草不宜久煎。

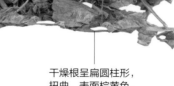

叶互生，叶片卷折皱缩，展平后呈心形，黄绿色或墨绿色

干燥根呈扁圆柱形，扭曲，表面棕黄色，具纵棱数条，节明显

采收时间：夏季 | **小贴士：茎叶茂盛、花穗多时采收，将全草连根拔起，洗净晒干**

绿豆

○ **功效主治及应用：**绿豆具有散热排毒、消肿止渴的功效，常用于暑热、丹毒、身体水肿、泻痢等症。取适量的绿豆，洗净，用水煮开后取汤服用，可缓解夏季中暑。取 500 克绿豆、45 克冬麻子捣碎取汁，15 克陈皮研末，以冬麻子、绿豆汁煮陈皮，热后服下可治疗小便不通、水肿等。取 1000 克绿豆，洗净用水煮烂，滤渣取汁，早晚饭前服用，可缓解干渴。

○ **生长习性：**性喜温热，耐阴性强，适宜与其他作物，特别是禾本科作物间套种。

○ **分布：**全国各地。

○ **药用宜忌：**脾胃虚寒、滑肠泄泻者慎用。

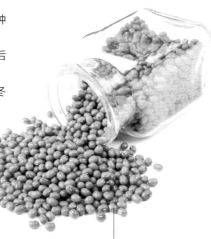

种子呈短矩圆形，长 4~6 毫米

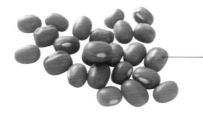

种脐位于一侧上端，长约为种子的 1/3，呈白色纵向线形

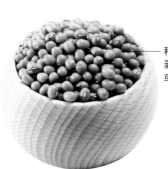

种皮薄而韧，如果泡发剥离后会露出淡黄绿色或黄白色的种仁

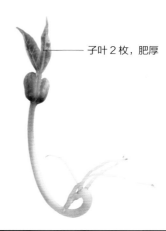

子叶 2 枚，肥厚

別名：急解索、细米草、蛇舌草、半边花
性味：性平，味辛　来源：桔梗科多年生草本半边莲的干燥全草

半边莲

⊙ **功效主治及应用**：半边莲具有散热排毒、利尿消肿的功效，常用于痢疾、恶疮、毒蛇咬伤、跌打肿痛、毒疮脓肿、身体肿痛等症。取适量的鲜半边莲，加盐一起捣烂，敷于患处，可缓解恶疮等肿毒症状。

⊙ **生长习性**：生长于稻田边、河岸畔、沟边或潮湿荒地。

⊙ **分布**：江苏、浙江、安徽、四川、湖南、湖北、江西、福建、台湾、广东和广西等地。

⊙ **药用宜忌**：虚证水肿者忌用。

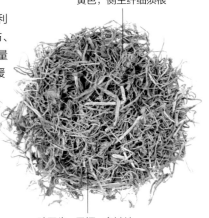

常缠绕成团，根细长，黄色，侧生纤细须根

叶互生，无柄，多皱缩，绿褐色，展平后叶片呈狭披针形

采收时间：夏季　**小贴士：**采收时带根拔起，洗净，晒干或阴干，置于通风干燥处

別名：并头草　　性味：性寒，味辛、微苦　　来源：唇形科多年生草本半枝莲的全草

半枝莲

⊙ **功效主治及应用**：半枝莲具有散热排毒、活血消肿、止痛散结的功效，常用于咽喉肿痛、恶疮、淋巴结核、血热咳嗽、吐血、毒蛇咬伤等症。取 50 克半枝莲，捣烂绞汁，加蜂蜜炖热温服，每天 2 次，可缓解吐血、咯血。取 200 克鲜半枝莲，捣烂绞汁服下或者取 50 克干半枝莲用水煎服，皆可缓解痢疾。

⊙ **生长习性**：生长于池沼边、田边或路旁潮湿处。

⊙ **分布**：江苏、广西、广东、四川、河北、山西、陕西、湖北、安徽、江西和浙江等地。

⊙ **药用宜忌**：血虚者及孕妇慎服。

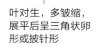

茎较细，方柱形，表面暗紫色或棕绿色

叶对生，多皱缩，展平后呈三角状卵形或披针形

采收时间：5~10 月　**小贴士：**开花时采收，去根，鲜用或晒干，置于通风干燥处

別名：红藤、黄梗藤
性味：性平，味苦　　来源：木通科木质藤本植物大血藤的干燥藤茎

大血藤

◉ 功效主治及应用：大血藤具有散热排毒、活血消肿、止痛散淤的功效，常用于恶疮、身体肿痛、风湿病、闭经痛经、毒疮脓肿等症。用各 15 克的红藤和牛膝，各 10 克的青皮、长春七、朱砂七，一起用水煎煮后服下，可改善风湿腰腿痛。取 25 克大血藤、25 克红石耳，一起研制成末，以白糖拌食，可缓解小儿疳积、蛔虫病。用各 15 克的大血藤、钩藤、喇叭花、凤叉蕨，一起用水煎服，可缓解钩虫病。

◉ 生长习性：生于山坡疏林、溪边。

◉ 分布：湖北、四川、河南、江苏和浙江等地。

◉ 药用宜忌：孕妇慎用。

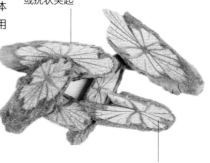

呈圆柱形，表面灰棕色或棕色，粗糙，有浅纵沟及明显的横裂或疣状突起

质坚韧，横断面皮部呈红棕色环状，有数处向内嵌入木部

采收时间：秋季、冬季　｜　小贴士：采收后晒干，除去叶片，切段或切片，生用

別名：红土苓　　性味：性平，味甘、淡　　来源：百合科菝葜属植物光叶菝葜的根茎

土茯苓

◉ 功效主治及应用：土茯苓具有散热排毒、利水消肿、泄浊除湿的功效，常用于恶疮、毒疮脓肿、淋巴结核、汞中毒、痉挛、足癣、梅毒等症。取 500 克土茯苓，去皮，和猪肉一起炖烂，分数次连渣服用，可缓解风湿骨痛、恶疮肿毒。取 200 克土茯苓、7 枚皂角子，一起用水煎煮后当茶喝，可缓解梅毒。

◉ 生长习性：生于山坡或林下。

◉ 分布：广东、湖南、湖北、浙江、四川和安徽等地。

◉ 药用宜忌：肝肾阴虚者慎服。忌犯铁器，服时忌茶。

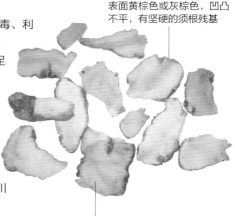

表面黄棕色或灰棕色，凹凸不平，有坚硬的须根残基

切片呈长圆形或不规则，类白色至淡红棕色

采收时间：夏季、秋季　｜　小贴士：采挖后浸泡，切片晒干。也可先放开水中煮几分钟后，切片晒干

別名：白根、昆仑、猫儿卵、鹅抱蛋、见肿消、白水罐、山地瓜
性味：性微寒，味苦、辛　来源：葡萄科攀缘藤本白蔹的干燥块根

白蔹

○ 功效主治及应用：白蔹具有散热排毒、活血散淤、止痛消肿的功效，常用于恶疮、痢疾、淋巴结核、疮疡肿毒、小儿疳积、出血等症。用各 25 克的白蔹、白及、络石藤，一同研制成末，敷于患处，可缓解疮伤。用各 25 克的黄柏、白蔹，一同研制成末，兑水敷于患处，后以香油涂抹，可缓解皮肤冻裂干痒。

○ 生长习性：生于山地、荒坡及灌木林中。

○ 分布：华北、东北、华东、中南及四川、陕西和宁夏等地。

○ 药用宜忌：脾胃虚寒者慎服；孕妇慎服。反乌头。

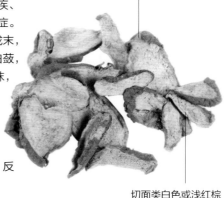

呈长圆形或近纺锤形，脱落处呈淡红棕色

切面类白色或浅红棕色，放射状纹理

采收时间：春季、秋季　小贴士：采挖后除去茎及细须根，多纵切成两瓣、四瓣或斜片，晒干

別名：马齿草　性味：性寒，味酸　来源：马齿苋科一年生肉质草本马齿苋的干燥地上部分

马齿苋

○ 功效主治及应用：马齿苋具有散热排毒、活血祛肿的功效，常用于痢疾、白带、丹毒、淋巴结核、痔疮、毒疮脓肿等症。取 500 克马齿苋，切碎，与 100 克粳米同煮成粥，空腹服下，可缓解血痢。取 500 克鲜马齿苋绞汁，同鸡蛋清混合，温热服下，可缓解赤白带下。用各 50 克碾成末的马齿苋、白矾、皂荚，加入 1 升好酒，用小火煎成膏状，敷于患处，可缓解恶疮。

○ 生长习性：生于田野路边及庭园废墟等地向阳处。

○ 分布：全国各地。

○ 药用宜忌：脾虚便溏者忌服。

全草多皱缩卷曲成团，茎圆柱形，表面黄褐色，有明显纵沟纹

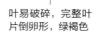

叶易破碎，完整叶片倒卵形，绿褐色

采收时间：夏季、秋季　小贴士：割取全草，用开水稍烫（煮）或蒸，上气后，取出晒干

别名：马屁勃、牛屎菇、灰包菌
性味：性平，味辛　　**来源**：灰包科真菌脱皮马勃的干燥子实体

马勃

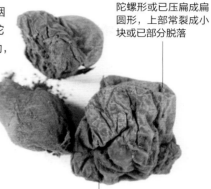

○ **功效主治及应用**：马勃具有散热排毒、利咽止血的功效，常用于丹毒、恶疮、热毒、毒蛇咬伤、便秘、湿疹等症。取1条蛇蜕、0.5克马勃，一同研制成末，每次用棉布包裹2克，含咽，可缓解咽喉肿痛。取适量马勃，研制成末，用米醋调和，敷于患处，可缓解毒疮脓肿。
○ **生长习性**：生于草地上。
○ **分布**：内蒙古、河北、陕西、甘肃、新疆、江苏、安徽、湖北、湖南和贵州等地。
○ **药用宜忌**：风寒劳咳失音者忌用。

陀螺形或已压扁成扁圆形，上部常裂成小块或已部分脱落

包被薄，两层，褐色，粗皱，有圆形凹陷

采收时间：夏季、秋季　　**小贴士**：当子实体刚成熟时采收，拔起后，去净泥沙，晒干

别名：千张纸　　**性味**：性凉，味苦、甘　　**来源**：紫葳科小乔木木蝴蝶的干燥成熟种子

木蝴蝶

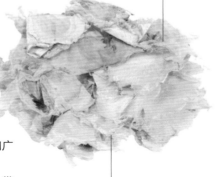

○ **功效主治及应用**：木蝴蝶具有散热利咽、舒肝和胃的功效，常用于咽喉肿痛、恶疮、声音沙哑、咳嗽、肝胃失调等症。取5克木蝴蝶、15克安南子、7.5克桔梗、5克甘草、15克桑白皮、15克款冬花，一起用水煎煮，加入150克冰糖，熬制成糖浆，每天数次服下，可缓解咳嗽、急性支气管炎。
○ **生长习性**：生长山坡、溪边、山谷及灌木丛中。
○ **分布**：福建、广西、云南、贵州、四川和广东等地。
○ **药用宜忌**：受潮则易发霉或生黑色斑点，带斑点者勿食。

体轻，表面浅黄白色，翅半透明，有绢丝样光泽和放射状纹理

蝶形薄片，除基部外三面延长成宽大菲薄的翅

采收时间：秋季、冬季　　**小贴士**：采收成熟果实，曝晒至果实开裂，取出种子，晒干

别名：大海、安南子、大洞果
性味：性寒，味甘　　**来源：**梧桐科落叶乔木胖大海的干燥成熟种子

胖大海

○ **功效主治及应用：**胖大海具有散热排毒、利咽润肺的功效，常用于咽喉肿痛、声音沙哑、眼疾、牙痛、痔疮、血热咳嗽等症。取5枚胖大海、5克甘草，一起煎煮后服用，代茶饮，可加冰糖，对干咳失音、咽喉不适、牙龈肿痛有疗效。取数枚胖大海，用开水泡发，去核，加冰糖服用，可以缓解大便出血、便秘。

○ **生长习性：**生于热带地区。

○ **分布：**生长于越南、印度、马来西亚等地，我国海南、广西有引种。

○ **药用宜忌：**脾胃虚寒泄泻者慎服。

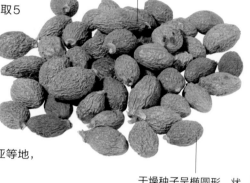

表面棕色至暗棕色，微有光泽，具细密的不规则皱纹

干燥种子呈椭圆形，状似橄榄，先端钝圆，基部略尖

采收时间：4~6月　**小贴士：**由开裂的果实上采取成熟的种子，晒干

别名：杜牛膝　　**性味：**性平，味酸、苦　　**来源：**苋科牛膝属土牛膝干燥根和根茎

土牛膝

○ **功效主治及应用：**土牛膝具有散热解毒、活血散淤、利水通淋的功效，常用于痢疾、咽喉肿痛、恶疮、身体水肿、热淋涩痛、风湿病痛、跌打损伤、闭经等症。取适量土牛膝，用酒煎服，连服数次，可改善小便不通。取100克鲜土牛膝、50克鲜马鞭草，一同用水煎煮后，以酒调服，可以改善闭经。

○ **生长习性：**生于海拔200~1750米的山坡、林下、平原、丘陵、路边、田埂、宅旁。

○ **分布：**除东北与内蒙古外的地方。

○ **药用宜忌：**孕妇勿服，破血滑胎。

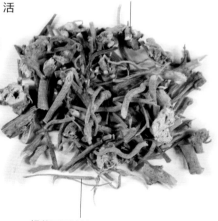

质稍柔软，干透后易折断，断面黄棕色

根茎呈圆柱状，灰棕色，有细密的纵皱纹

采收时间：夏季、秋季　**小贴士：**采挖后除去茎叶及须根，洗净，晒干或用硫黄熏后晒干

别名： 铁马鞭、紫顶龙芽草、野荆芥
性味： 性微寒，味苦、辛　　**来源：** 马鞭草科马鞭草属植物马鞭草的全草

马鞭草

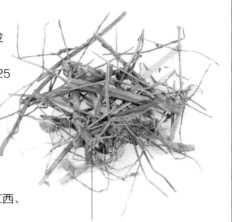

○ **功效主治及应用：** 马鞭草具有散热排毒、活血消肿、利尿散结的功效，常用于感冒发热、水肿、痢疾、咽喉肿痛、闭经、痈疽肿毒、牙疳、湿热黄疸等症。取 100 克马鞭草、25 克土牛膝，一同煎煮后服下，每天一剂，一周左右即可改善痢疾。取 50 克马鞭草，用酒煎煮至沸后服用，可缓解疝痛。

○ **生长习性：** 生于山坡、路边、溪旁或林边。

○ **分布：** 山西、江苏、浙江、安徽、福建、江西、陕西、甘肃和新疆等地。

○ **药用宜忌：** 孕妇慎服。

质硬而脆，断面中空

采收时间：7~10 月　**小贴士：** 花开放时采收，晒干，置于通风干燥处，防潮

别名： 草河车　　**性味：** 性微寒，味苦　　**来源：** 百合科多年生草本七叶一枝花的干燥根茎

七叶一枝花

根茎类圆锥形，常弯曲，淡黄棕色或黄棕色

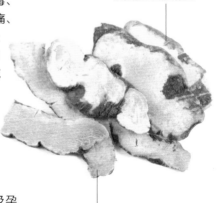

○ **功效主治及应用：** 七叶一枝花具有散热排毒、消肿止痛的功效，常用于毒疮疔肿、咽喉肿痛、蛇毒、惊风抽搐、跌打损伤等症。用各适量的七叶一枝花和朱砂，少许雄黄，一同研制成末，用白酒调和敷于患处，可改善带状疱疹。取 3~10 克七叶一枝花根，用水煎煮，取汤汁服下，取渣与酒混合敷于患处，可缓解跌打损伤。

○ **生长习性：** 喜凉爽、阴湿、水分适度的环境，既怕干旱又怕积水。

○ **分布：** 贵州、云南、西藏和四川等地。

○ **药用宜忌：** 体虚、无实火热毒、阴疽者及孕妇均忌服。

质坚，但易折断，断面平坦，粉质

采收时间：全年　**小贴士：** 全年均可采挖，但以秋季采为好，晒干或切片晒干

別名：风尾竻、龙舌、平虑草、老鸦舌、神仙掌、霸王、观音掌
性味：性寒，味苦　来源：仙人掌科仙人掌属植物仙人掌的全株

仙人掌

○ **功效主治及应用：** 仙人掌具有活血止痛、消肿行气、解毒的功效，常用于咽喉肿痛、咳嗽肺热、痔血、痢疾、毒蛇咬伤、痈疽、血热、胃痛等症。取 60 克鲜仙人掌，捣碎绞汁，加蜂蜜调和，早晚各 1 次，用开水送服，可缓解肺热咳嗽。取 30 克仙人掌，250 克牛肉，一同炖熟后服下，可改善痔疮出血。

○ **生长习性：** 喜强烈光照，耐炎热、干旱、瘠薄，生命力顽强，管理粗放，很适于在家庭阳台上栽培。

○ **分布：** 西南、华南及浙江、江西、福建、广西、四川、贵州和云南等地。

○ **药用宜忌：** 虚寒证及孕妇慎用。忌铁器。

每节卵形至矩圆形，光亮，散生多数瘤体，并有利刺

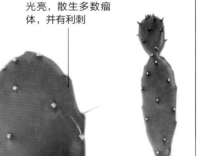

茎下部稍木质，近圆柱形，上部肉质，扁平，绿色，具节

浆果倒卵球形，顶端凹陷，基部狭缩成柄状

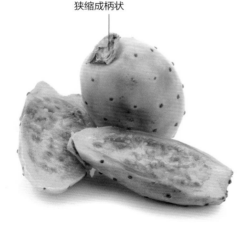

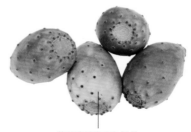

浆果每侧具突起的小窠，小窠具短毛、倒刺刚毛和钻形刺

采收时间： 栽培 1 年后，即可随用随采　｜　**小贴士：** 刺内毒汁易引起皮肤红肿、疼痛、瘙痒

別名：黄文、经芩、印头、内虚、空肠、元芩、土金茶根
性味：性寒，味苦　　来源：唇形科黄芩属植物黄芩的干燥根

黄芩

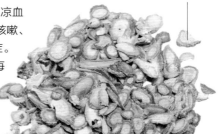

断面黄色，
中间红棕色

● 功效主治及应用：黄芩具有散热排毒、凉血
止血、安胎祛湿的功效，常用于黄疸、血热咳嗽、
毒疮脓肿、胎位不稳、胸闷恶心、痢疾等症。
取黄芩片，用酒浸泡，晒干研制成末，每
次以茶或酒送服 5 克，可改善头痛。

● 生长习性：生于向阳的草地、山坡
及荒地上。

● 分布：黑龙江、吉林、辽宁、河北、
河南、山东、四川、云南、山西、
陕西、甘肃和内蒙古等地。

● 药用宜忌：脾肺虚热者
忌用。

呈圆锥形，扭曲，表面
棕黄色或深黄色，有稀
疏的疣状细根痕

采收时间：春季、秋季　小贴士：根挖出除去茎苗、须根及泥土，晒至半干时撞去栓皮，晒至全干

別名：川连　　性味：性寒，味苦　　来源：毛茛科植物黄连的干燥根茎

黄连

● 功效主治及应用：黄连具有降火散热、排毒
祛湿的功效，常用于血热、痢疾、湿热、意
识障碍、胸闷、多食易饥等症。取 20 克朱
砂、25 克黄连、12 克生甘草，
一起研制成末，用少量水熬成
汤后和面做成丸，蒸熟，每次
吃 10 丸，可缓解心神烦乱。

● 生长习性：生于海拔
1000~2000 米山地密林中或山谷
阴凉处。

● 分布：湖北、湖南、四川、贵州和陕西等地。

● 药用宜忌：胃虚呕恶、脾虚泄泻者均应慎服。

质坚硬，断面不整齐，
皮部橙红色或暗棕色

根茎多簇状分枝，弯曲
互抱，形似倒鸡爪状，
习称"鸡爪黄连"

采收时间：秋季　小贴士：以干燥、条细、节多、须根少，色黄者为佳品

別名：檗木、檗皮、黄檗
性味：性寒，味苦　　来源：芸香科黄檗属植物黄檗的干燥树皮

黄柏

体轻，质较硬，断面鲜黄色或黄绿色

○ **功效主治及应用**：黄柏具有散热排毒、降火祛湿的功效，常用于毒疮、湿疹、痢疾、黄疸、阴虚内热、四肢痿弱、小便异常、白带增多、眼疾、口舌生疮等症。取15枚栀子、50克炙甘草、100克黄柏，用4升水一同煎煮取其1.5升，滤渣，分2次温服，可缓解伤寒。

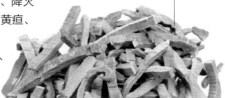

○ **生长习性**：生于山地杂木林中或山谷洪流附近。

○ **分布**：东北及华北地区。

○ **药用宜忌**：脾胃虚弱、无火者禁服。

外表面黄绿色或淡棕黄色，较平坦，有不规则的纵裂纹

采收时间：清明之后｜**小贴士**：用半环剥或环剥、砍树剥皮等方法剥皮

別名：胆草　　性味：性寒，味苦　　来源：龙胆科龙胆属植物龙胆的干燥根和根茎

龙胆

质脆，易折断，断面略平坦，黄白色或淡黄棕色

○ **功效主治及应用**：龙胆具有降火散热、清热燥湿的功效，常用于咽喉肿痛、黄疸、痢疾、头晕目眩、毒疮脓肿、肝胆实火、下焦湿热、阴囊肿痛、惊风抽搐等症。取适量龙胆研制成末，加入鸡蛋清、蜂蜜，每次用凉开水送服10克，可抑制伤寒发狂。用各等份的龙胆草、当归，一同研制成末，每次以温水送服10克，可改善眼部流脓。

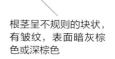

○ **生长习性**：生于海拔200~1700米的山坡草地、路边、河滩灌丛中以及林下草甸。

○ **分布**：全国各地。

○ **药用宜忌**：脾胃虚寒及阴虚津伤火者忌服。

根茎呈不规则的块状，有皱纹，表面暗灰棕色或深棕色

采收时间：春季、秋季｜**小贴士**：以秋季10月中、下旬采挖质量较好，除去茎叶，洗净，晒干

别名： 苦骨、川参、凤凰爪、牛参
性味： 性寒，味苦　　**来源：** 豆科槐属植物苦参的干燥根

苦参

◐ 功效主治及应用： 苦参具散热祛湿、杀虫抗菌的功效，常用于痢疾、小便不畅、身体水肿、白带增多、阴部瘙痒、大便出血、皮肤病、黄疸、麻风等症。取适量苦参，炒焦研制成末，和水调制成丸，每次以米汤送服 15 丸，可改善血痢。取适量苦参煎汤，每天清洗，可缓解下部疮漏。取 100 克苦参、75 克牡蛎，一同研制成末，和猪肚泥（取 3 碗水熬煮 1 个猪肚至烂）制成丸，每次以温酒送服 100 丸，可缓解赤白带下。

◐ 生长习性： 生于沙地或向阳山坡草丛中及溪沟边。

◐ 分布： 全国各地。

◐ 药用宜忌： 脾胃虚寒者禁服。反藜芦。

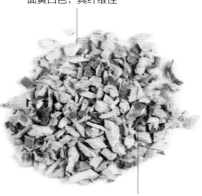

质硬，不易折断，折断面黄白色，具纤维性

根呈长圆柱形，表面棕黄色至灰棕色，具纵皱纹及横生皮孔

采收时间：春季、秋季　**小贴士：** 挖取全株，用刀分割成单根，晒干或烘干

别名： 藓皮　　**性味：** 性寒，味苦　　**来源：** 芸香科白鲜属植物白鲜的干燥根皮

白鲜皮

◐ 功效主治及应用： 白鲜皮具有散热祛湿、止痒排毒的功效，常用于黄疸、关节胀痛、疥癣、风热湿毒等症。用各等份的白鲜皮、茵陈蒿，用水煎服，每天 2 次，可缓解癫痫。取 150 克白鲜皮，以 3 升水煎煮取 1 升，分次服，可抑制产后脑卒中。取适量白鲜皮，用水煎服，适用于鼠疫已有核、脓血出者。

◐ 生长习性： 生于土坡及灌丛中。

◐ 分布： 辽宁、河北、四川、江苏等地。

◐ 药用宜忌： 虚寒证者禁服。

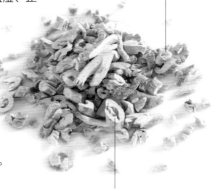

质脆，折断时有粉尘飞扬，断面不平坦，略呈层片状

根皮呈卷筒状，灰白色或淡灰黄色，具细纵纹，有突起的颗粒状小点

采收时间：春季、秋季　**小贴士：** 去除须根及粗皮，趁鲜时纵向剖开，抽去木心，晒干

生地黄

○ **功效主治及应用：**生地黄具有散热活血、降火止渴的功效，常用于毒疮脓肿、血热咳嗽、心神烦躁、大便出血、高热、身体肿痛等症，取 300 毫升生地黄汁，5 毫升上等的人参蜜，和匀，每次服用 5 毫升，可缓解小儿热疾、高热不止、头痛干渴。

○ **生长习性：**野生于海拔 50~1100 米的山坡及路旁荒地。

○ **分布：**河北、河南、内蒙古、辽宁、黑龙江、吉林等地。

○ **药用宜忌：**便溏、脾虚有湿者慎服。

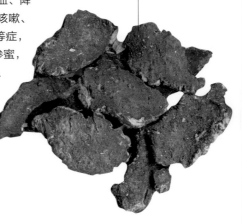

质坚实，体重，不易折断

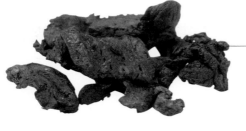

呈不规则的圆形或长圆形块状，长 6~12 厘米，直径 3~6 厘米

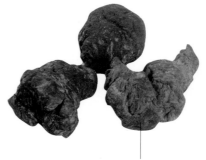

断面平坦，紫黑色或乌黑色而光亮，显油润，具黏性

表面灰棕色或灰黑色，全体皱缩不平，具不规则的横曲纹

采收时间：秋季　　**小贴士：**挖出后不洗即以干砂土埋藏，放干燥阴凉处，用时取出

別名：浙玄参、乌元参、黑参、元参
性味：性微寒，味甘、苦、咸　来源：玄参科植物玄参的干燥根

玄参

⊙ 功效主治及应用：玄参具有清火排毒、活血滋阴的功效，常用于咽喉不适、淋巴结核、毒疮脓肿、便秘、失眠、高热干渴、阴虚内热等症。用各 50 克的玄参、天门冬、麦冬，一同研制成末，加蜂蜜制成丸，每次用棉布包裹 1 丸，含化咽津，可缓解口舌生疮。

⊙ 生长习性：生于山坡林下。

⊙ 分布：河北、山西、陕西、江苏、安徽、浙江、江西、福建、河南、湖北、湖南、广东、四川和贵州等地。

⊙ 药用宜忌：脾胃虚寒及食少便溏者禁服。反藜芦。

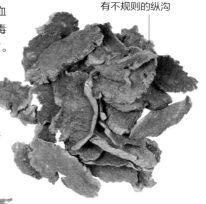

表面灰黄色或灰褐色，有不规则的纵沟

质坚实，不易折断，断面黑色，微有光泽

采收时间：冬季　小贴士：摘下块根晒半干后堆积盖草压实，反复堆晒

別名：丹皮　性味：性微寒，味辛、苦　来源：毛茛科芍药属植物牡丹的干燥根皮

牡丹皮

⊙ 功效主治及应用：牡丹皮具有降火散结、散热祛湿的功效，常用于血热咳嗽、阴虚内热、闭经痛经、跌打损伤、毒疮脓肿、风湿热病等症。取 50 克犀角，400 克生地黄、100 克牡丹皮、150 克芍药，一同用 9 升水煎煮取其 3 升，分 3 次服完，可缓解伤寒、血热咳嗽、吐血。

⊙ 生长习性：生于向阳及土壤肥沃的地方。

⊙ 分布：安徽、山东等地。

⊙ 药用宜忌：血虚有寒、孕妇及月经过多的女性禁服。

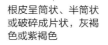

质硬而脆，易折断，断面较平坦，显粉性

根皮呈筒状、半筒状或破碎成片状，灰褐色或紫褐色

采收时间：秋季　小贴士：地上部分枯萎时将根挖起，趁新鲜抽出木心，晒干

赤芍

○ 功效主治及应用：赤芍具有散热活血、降火祛湿的功效，常用于血热咳嗽、目赤肿痛、毒疮脓肿、跌打损伤、肠风下血等症。取适量的赤芍，研制成末，每次以热水送服10克，可缓解衄血不止。取50克赤芍，瓦上烧存性，研制成末，每次以温酒送服10克，可缓解肠风下血。

○ 生长习性：生于海拔1800~3700米的山坡疏林或林边路旁。

○ 分布：全国大部分地区。

○ 药用宜忌：血寒闭经者忌服。反藜芦。

质硬而脆，易折断，断面粉白色或粉红色，木部放射状纹理明显

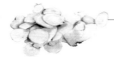

根呈圆柱形，表面棕褐色，粗糙

采收时间：春季、秋季　**小贴士：晾晒至半干时捆成小捆，晒至足干**

紫草

○ 功效主治及应用：紫草具有散热活血、解毒透疹的功效，常用于透发麻疹不畅、烫伤、毒蛇咬伤、恶疮、血热、湿疹等症。用各等份的钩藤钩子、紫草茸，一同研制成末，每次以温酒送服5克，可改善斑疹。取25克紫草、10克蝉蜕、20克当归、15克竹叶、15克西河柳、15克牛蒡子、15克黄柏、15克知母、15克苦参，一同用水煎服，可缓解过敏性紫癜。

○ 生长习性：生于山野草丛中、山地阳坡及山谷。

○ 分布：黑龙江、吉林、辽宁、河北、河南、安徽、广西、贵州和江苏等地。

○ 药用宜忌：脾胃虚弱、大便滑泄者慎服。

呈不规则的长圆柱形，多扭曲

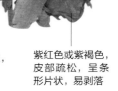

体轻，质松软，易折断

紫红色或紫褐色，皮部疏松，呈条形片状，易剥落

采收时间：4~5月或9~10月　**小贴士：除去残茎及泥土（勿水洗），晒干或小火烘干**

别名：槽楼星、金包银、土甘草、天星根、山梅根、乌皮柴、西解柴
性味：性寒，味苦、甘　　来源：冬青科冬青属植物梅叶冬青的根

岗梅根

○ **功效主治及应用：** 岗梅根具有散热排毒、活血散结的功效，常用于头痛、眩晕、发热、肺热、咽喉不适、痔疮、毒疮脓肿、泄泻等症。用各适量的鲜岗梅根、蜂蜜，捣烂成浆，用纱布包好，含化咽津，可缓解扁桃体炎、咽喉炎。取90克鲜岗梅根、60克鸡矢藤、2个鸭蛋，一同用水煎服，吃蛋喝汤，可缓解偏正头痛。

○ **生长习性：** 喜温暖湿润的气候，适宜在疏松、排水良好的沙壤土上栽培。

○ **分布：** 福建、江西、湖南、广东、广西和台湾等地。

○ **药用宜忌：** 脾胃虚寒者及孕妇慎用。

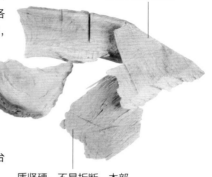

根略呈圆柱形，表面灰黄色至灰褐色，有纵皱纹及须根痕

质坚硬，不易折断，木部浅黄色，可见放射状纹理及多数不规则环纹

采收时间：秋季　｜　**小贴士：** 采挖根部，洗去泥土，晒干，置于通风干燥处

别名：沙牛角　　性味：性寒，味苦　　来源：牛科水牛属动物水牛的角

水牛角

○ **功效主治及应用：** 水牛角具有散热排毒、凉血定惊的功效，常用于感冒头痛、血热咳嗽、惊风、咽喉不适、恶疮、斑疹、发热等症。取牛、羊角和蹄甲，洗净，放入密闭容器里焚烧炭化，研制成粉状过滤，内出血者每天3次，每次2克口服，外出血者可直接敷于患处。

○ **生长习性：** 水牛以南方水稻田地区为多。

○ **分布：** 华南、华东地区。

○ **药用宜忌：** 中虚胃寒者慎服。大量服用，常有上腹部不适、恶心、腹胀、食欲不振等反应。

不规则碎块，淡灰白色或灰黄色

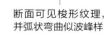

断面可见梭形纹理，并弧状弯曲似波峰样

采收时间：全年　｜　**小贴士：** 取角后，水煮，除去角塞，干燥

别名： 山烟根子、白马尾、老君须
性味： 性寒，味苦、咸　　**来源：** 萝藦科植物白薇或蔓生白薇的干燥根及根茎

白薇

○ **功效主治及应用：** 白薇具有散热排毒、活血消肿、利水通尿的功效，常用于阴虚内热、毒疮脓肿、毒蛇咬伤、温邪发热等症。取 15 克白薇、15 克葎草果实、20 克地骨皮，一同放入砂锅用适量清水煎煮后，滤渣取汁服用，可辅助治疗肺结核。

○ **生长习性：** 生长于山坡或树林边缘。

○ **分布：** 全国大部分地区。

○ **药用宜忌：** 血热相宜，血虚则忌。

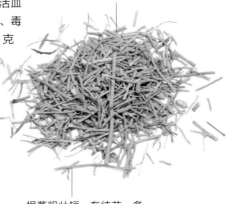

表面棕黄色，质脆，易折断，断面白色，木部黄色

根茎粗壮短，有结节，多弯曲，簇生多数细长的根

采收时间： 春季、秋季　　**小贴士：** 以秋季采收为佳；采掘后，除去地上部分，洗净，晒干

别名： 狗奶子根　　**性味：** 性寒，味甘　　**来源：** 茄科枸杞属植物枸杞的干燥根皮

地骨皮

○ **功效主治及应用：** 地骨皮具有散热降火、活血止咳的功效，常用于阴虚内热、小儿疳积、肺热、血热咳喘、干渴等症。用各 50 克的地骨皮、桑白皮（炒制）和 5 克炙甘草，一同研制成末，加入适量粳米，用 2 升水熬煮至 1.5 升，于饭前服用，可缓解肺热咳嗽。取 100 克地骨皮、50 克柴胡，一同研制成末，每次以麦冬汤送服 10 克，可缓解阴虚内热。

○ **生长习性：** 生于山坡、田埂或丘陵地带。

○ **分布：** 全国大部分地区。

○ **药用宜忌：** 脾胃虚寒者慎服。

根皮呈筒状或槽状，粗糙

表面灰黄色至棕黄色，有不规则纵裂纹，易成鳞片状剥落

采收时间： 早春、晚秋　　**小贴士：** 采挖根部，剥取皮，晒干，置于通风干燥处，防潮、防虫蛀

别名： 银胡、银夏柴胡、牛肚根、白根子、土参
性味： 性微寒，味甘　　**来源：** 石竹科繁缕属植物银柴胡的干燥根

银柴胡

○ **功效主治及应用：** 银柴胡具有散热、清虚热的功效，常用于小儿疳积、阴虚内热、痢疾等症。取 7.5 克银柴胡、2.5 克甘草和各 5 克的胡黄连、秦艽、鳖甲（醋炙）、地骨皮、青蒿、知母，一同用水煎服，可改善阴虚内热。取 10 克银柴胡、15 克鳖甲，一同用水煎服，可缓解温热、身体瘦弱。

○ **生长习性：** 喜温暖或凉爽气候，耐严寒，忌水浸。适宜沙壤土栽培。

○ **分布：** 河北、内蒙古、陕西、甘肃和宁夏等地。

○ **药用宜忌：** 外感风寒、血虚无热者慎服。

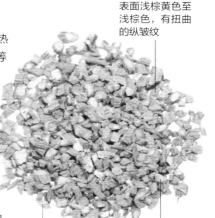

表面浅棕黄色至浅棕色，有扭曲的纵皱纹

根呈类圆柱形

质硬而脆，易折断，断面不平坦，较疏松，有裂隙

采收时间：春、夏间或秋后｜**小贴士：采收后除去杂质，洗净晒干，置于通风干燥处**

别名： 胡连、假黄连　　**性味：** 性寒，味苦　　**来源：** 玄参科胡黄连属植物胡黄连的干燥根茎

胡黄连

○ **功效主治及应用：** 胡黄连具有散热排毒、清虚火、除疳热等功效，常用于阴虚内热、小儿疳热、痢疾、血热咳嗽、毒疮脓肿、黄疸、吐血、恶疮等症。用各等份的胡黄连、乌梅肉、灶下土，一同研制成末，空腹以腊茶送服，可改善痢血。取适量的胡黄连研制成末，和饭做成丸，每次以米汤送服 30 丸，可缓解腹痛下痢。

○ **生长习性：** 喜凉爽湿润、土质肥沃，适合在高海拔地段栽培。

○ **分布：** 四川、云南、西藏等地。

○ **药用宜忌：** 脾胃虚弱者慎服。

表面灰棕色至暗棕色，粗糙，有较密的环状节

根茎呈圆柱形，略弯曲，体轻，质硬而脆，易折断

采收时间：8~10 月｜**小贴士：地上部分枯萎时采挖，晒干，置于通风干燥处**

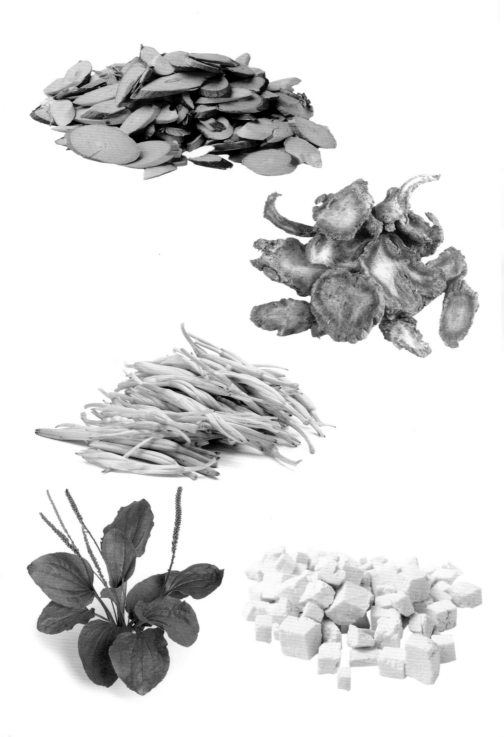

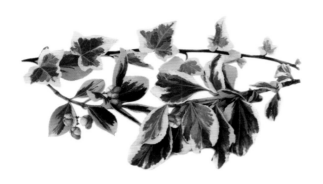

第二章
利水祛湿类

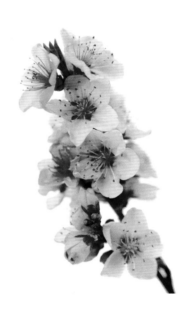

凡有通利水道、祛除风湿等作用的药物，
都可归于利水祛湿类的药物之中，
有利水作用的药物味多甘淡，淡能渗泄，
具有利水消肿、利尿通淋等功效。
主要用于水肿、小便不利、带下等病症。
有化湿祛湿作用的药物多辛香温燥，
具有化湿健脾、温经散寒等作用，
适用于脾胃失常所致的脘腹痞满等症。
利水祛湿药常与行气药配伍，以提高疗效。

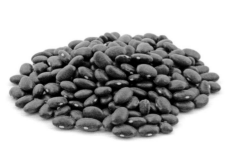

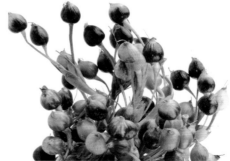

別名：胡王使者、独摇草、独滑、巴东独活
性味：性微温，味苦、辛　　来源：伞形科当归属植物重齿毛当归的干燥根

独活

⊙ **功效主治及应用**：独活具有散寒祛风、胜湿止痛的功效，常用于腰酸膝痛、痉挛、风寒湿痹等症。取 250 克独活、250 克附子，以 10 升酒浸泡 3 天，每次服用 100 毫升，可改善风毒、痹满上气。取 25 克独活和各 50 克的木瓜、牛膝，一同研制成末，空腹以开水送服 15 克，可缓解脚气肿胀。用各等份的独活、羌活、松节，用酒煎煮，每天空腹服用 1杯，可缓解历节风痛。

⊙ **生长习性**：适宜温和气候，要求土壤肥沃、深厚，以沙壤土为好。

⊙ **分布**：四川、安徽、湖北等地。

⊙ **药用宜忌**：阴虚血燥者慎服。

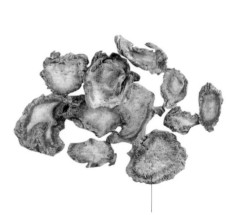

表面灰棕色或黄棕色，有纵皱纹、横长皮孔及稍突起的细根痕

根头部膨大，圆锥状，多横皱纹

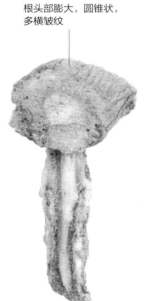

质坚硬，断面皮部灰白色，有多数散在的棕色油室，木部灰黄色至黄棕色

采收时间： 春初、秋末　|　**小贴士：** 以条粗壮、油润、香气浓者为佳

别名：黄松木节、油松节
性味：性温，味苦、辛　　来源：松科松属植物马尾松、油松、赤松等枝干的结节

松节

○ 功效主治及应用：松节具有祛风散寒、活血止痛、舒筋络骨的功效，常用于鹤膝风、跌打血淤、痉挛、历节风痛等症。取 750 克松节、75 克蘑菇，50 克红花，一同用 5000 毫升水煎煮至 2500 毫升，去渣加入 2500 毫升白酒，每天 2 次，每次服用 20 毫升，可缓解大骨节病。取 50 克松节、5 克乳香，放入银石器内，小火炒焦后研制成末，每次以热木瓜酒送服 5~10 克，可缓解脚抽筋疼痛挛急。

○ 生长习性：生于海拔 1500 米以下山地。

○ 分布：全国大部分地区。

○ 药用宜忌：阴虚血燥者慎服。

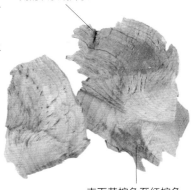

干燥松节呈不规则的块状或片状

表面黄棕色至红棕色，断面纹理直或斜

采收时间：全年　｜　小贴士：多于采伐时或木器厂加工时锯取之，经过选择整修，晒干或阴干

別名：麻辣子　　性味：性温，味辛　　来源：旋花科丁公藤属植物丁公藤的干燥藤茎

丁公藤

○ 功效主治及应用：丁公藤具有祛风散湿、活血消肿、舒筋络骨的功效，常用于坐骨神经痛、跌打损伤、风湿关节炎、半身不遂等症。取适量丁公藤制成注射液，每支装有 2 毫升，含 6 克原生药，肌肉注射，每天 1~2 次，每次 2~4 毫升，可缓解风湿骨痛及神经痛。

○ 生长习性：生于山谷湿润密林中或路旁灌丛中。

○ 分布：广东、海南等地。

○ 药用宜忌：虚弱者慎用，孕妇忌服。

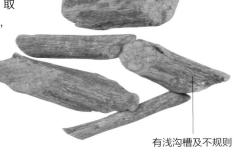

外皮灰黄色、灰褐色或浅棕褐色，稍粗糙

有浅沟槽及不规则纵裂纹或龟裂纹，皮孔点状或疣状

采收时间：全年　｜　小贴士：采集后洗净，切段，隔水蒸 2~4 个小时后，晒干备用

别名：上山虎、下山虎、金椒、两边针、鸟不踏、入地金牛
性味：性平，味苦、辛　　来源：芸香科花椒属植物两面针的根或枝叶

两面针

○ 功效主治及应用：两面针具有祛风散寒、活血散结、止痛舒筋的功效，常用于淋巴结核、跌打肿痛、水火烫伤、胃痛、齿痛、咽喉肿痛、风湿骨痛等症。取 10 克两面针根，用 100 毫升水煎煮，去渣，敷于患处，可改善毒攻手足。取 15 克两面针根皮，1 个鸡蛋，用水煎服，可缓解风湿骨痛。

○ 生长习性：野生于较干燥的山坡灌木丛中或疏林中、路旁，喜温暖湿润的环境。

○ 分布：广东、广西、云南、海南和湖南等地。

○ 药用宜忌：两面针有小毒，不能服用过量，忌与酸味食物同服。孕妇禁服。

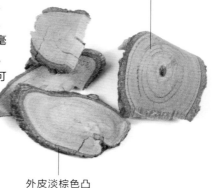

断面较光滑，木部淡黄色，可见同心性环纹及密集的小孔

外皮淡棕色凸凹不平

采收时间：全年 ┃ 小贴士：采挖后洗净，浸泡，切片或段，晒干

■ 别名：钉桐皮　　性味：性平，味苦、辛　　来源：豆科刺桐属植物刺桐的树皮或根皮

海桐皮

○ 功效主治及应用：海桐皮具有祛风散寒、舒筋络骨、杀虫止痛的功效，常用于齿痛、风湿骨痛、痢疾、疥癣等症。取 50 克海桐皮，100 克羚羊角屑，100 克薏苡仁，各 50 克的防风、羌活、筒桂、赤茯苓、熟地黄，50 克槟榔，一同研制成末，每次取 15 克药末与适量水、5 片生姜同煮，除渣服用，可缓解风湿骨痛、四肢酸胀。

○ 生长习性：喜温暖湿润的气候，不耐严寒。

○ 分布：广西、云南、福建和湖北等地。

○ 药用宜忌：血虚者不宜服，腰痛非风湿者不宜用。

干燥皮呈半筒状或板片状，灰棕色或灰黑色

皮上有稀疏纵裂纹及较密的黄色皮孔，具大形钉刺

采收时间：7~10 月 ┃ 小贴士：栽后 8 年左右，即可剥取树皮，刮去灰垢，晒干

別名：铁脚威灵仙、能消、灵仙、黑脚威灵仙、黑骨头
性味：性温，味辛、咸　　来源：毛茛科植物威灵仙的干燥根及根茎

威灵仙

○ 功效主治及应用：威灵仙具有祛风散寒、舒筋络骨、活血散结的功效，常用于疟疾、咽喉肿痛、脚气、腰酸膝冷等症。取 250 克威灵仙、200 克生川乌头，200 克五灵脂，一同研制成末，以醋调和制成丸，每次以盐开水送服 7 丸，可改善手足麻痹，缓解瘫痪。

○ 生长习性：野生于山谷、山坡、林边或灌木丛中。对气候、土壤要求不严，但以凉爽、荫蔽的环境为佳。

○ 分布：江苏、安徽、浙江等地。

○ 药用宜忌：气血虚弱者慎服。

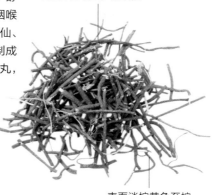

根茎横长，呈圆柱状，两侧及下方着生多数细根

表面淡棕黄色至棕褐色，有节隆起，质坚韧

采收时间：秋季、冬季 ｜ 小贴士：栽后 2 年挖取根部，除去茎叶，洗净泥土，切段后晒干

別名：枫实　　性味：性平，味苦　　来源：金缕梅科枫香属植物枫香树的干燥成熟果实

路路通

○ 功效主治及应用：路路通具有祛风散寒、舒筋络骨、祛湿利水的功效，常用于闭经、身体水肿、腹胀、痔疮、乳少、疥癣、手足拘挛、四肢疼痛、风湿痛等症。用各适量的路路通、秦艽、桑枝、海风藤、橘络、薏苡仁，一同用水煎服，可缓解风湿关节痛。取 0.25 克白矾，与 10 克路路通一同研制成末，以香油调和涂于患处，可改善疥癣。

○ 生长习性：生于湿润及土壤肥沃的地方。

○ 分布：全国大部分地区。

○ 药用宜忌：凡月经过多者及孕妇忌用。

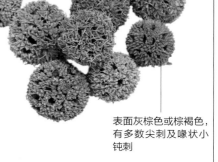

呈球形，由多数小蒴果集合而成，小蒴果顶部开裂，呈蜂窝状小孔

表面灰棕色或棕褐色，有多数尖刺及喙状小钝刺

采收时间：冬季 ｜ 小贴士：果实成熟后采收，除去杂质，干燥

别名：千里香、五里香、七里香
性味：性温，味辛、微苦　　来源：芸香科植物九里香的干燥叶和带叶嫩枝

九里香

○ **功效主治及应用**：九里香具有活血散淤、祛风除湿、化气止痛的功效，常用于跌打损伤、齿痛、毒蛇咬伤、风湿痹痛、胀痛、毒疮脓肿、疥癣等症。取 9 克九里香叶，30 克煅瓦楞子，一同研制成末，每天 3 次，每次以开水送服 3 克，可缓解胃痛。取九里香鲜叶或根，捣烂，加鸡蛋清调和敷于患处，可缓解四肢疼痛、毒疮脓肿。

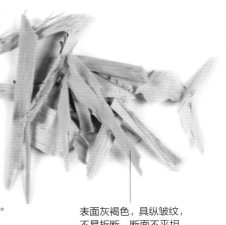

表面灰褐色，具纵皱纹，不易折断，断面不平坦

○ **生长习性**：生于平地、缓坡、小丘的灌木丛中。

○ **分布**：福建、广东、广西、湖南和台湾等地。

○ **药用宜忌**：阴虚火亢者忌用。

采收时间：全年　|　**小贴士**：生长旺盛期结合摘心、整形修剪采叶，每年可采收 1~2 次

别名：秦胶　　性味：性微寒，味苦、辛　　来源：龙胆科龙胆属植物秦艽的干燥根

秦艽

根呈类圆柱形，上粗下细，扭曲不直

○ **功效主治及应用**：秦艽具有清热祛湿、祛风除黄的功效，常用于小儿疳热、阴虚内热、手足拘挛、黄疸、风湿痹痛等症。取 2.5 克秦艽、0.5 克附子，一同研制成末，每天以酒送服，饭后服用，每天 3 次，可改善风湿痹痛、手足臃肿。取 25 克秦艽，研制成末，敷于患处，用棉布包裹，每天 3 次，可缓解毒疮脓肿。

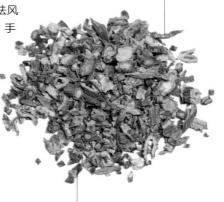

○ **生长习性**：生于草地及湿坡上。

○ **分布**：全国各地。

○ **药用宜忌**：阴虚、尿多、便溏者慎服。

表面黄棕色或灰黄色，有纵向或扭曲的纵皱纹

采收时间：秋季　|　**小贴士**：挖出后晒至柔软，使自然发热，至根内部变成肉红色时，晒干

別名：瓜防己、汉防己
性味：性寒，味苦、辛　来源：防己科千金藤属植物粉防己的干燥根

防己

⊙ 功效主治及应用：防己具有清热祛湿、利水消肿的功效，常用于身体水肿、痈疽肿痛、手足挛痛、脚气等症。取 50 克防己、25 克甘草、35 克白术、50 克黄芪，均切成豆状大小，加 4 片生姜、1 枚大枣，用水煎煮，除渣服下，可缓解身体水肿、出汗。取 15 克防己、15 克黄芪、15 克桂枝、30 克茯苓、100 克甘草，一同用 600 毫升水煎煮至 200 毫升，分 3 次服用，可缓解四肢肿痛。

⊙ 生长习性：生于山野丘陵、草丛或矮林边缘。

⊙ 分布：浙江、安徽、江西、福建、广东和广西等地。

⊙ 药用宜忌：食欲不振及阴虚无湿热者禁服。

体重，质坚实，断面平坦，灰白色，富粉性，有排列稀疏的放射状纹理

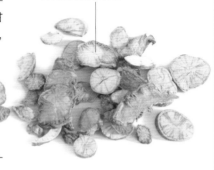

采收时间：9~11 月　小贴士：采挖后修去芦梢，洗净或刮去栓皮，切段，晒干

別名：水泻、泽芝　性味：性寒，味甘　来源：泽泻科泽泻属植物泽泻的干燥块茎

泽泻

⊙ 功效主治及应用：泽泻具有散热消肿、利水化湿的功效，常用于泄泻、身体水肿、痰多恶心、遗精、头晕目眩、小便不利等症。取 50 克泽泻、50 克桑白皮、50 克木通、50 克枳壳、50 克赤茯苓、50 克槟榔，一同捣制成散，每次取 20 克用 200 毫升水煮，同时加入 0.25 克生姜，煮至水余大半，滤渣，饭前服用，可缓解身体水肿、便秘、小便不利、妊娠气机堵塞。

⊙ 生长习性：生于沼泽边缘或栽培。

⊙ 分布：福建、四川、江西等地。

⊙ 药用宜忌：肾虚精滑无湿热者禁服。

表面黄白色或淡黄棕色，有细小突起的须根痕

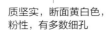

质坚实，断面黄白色，粉性，有多数细孔

采收时间：12 月下旬　小贴士：叶片枯黄时收获，挖出块茎，留下中心小叶，用无烟煤火炕干

別名：石鲮、明石、悬石、云珠、云丹、石蹉、石龙藤
性味：性微寒，味苦　来源：夹竹桃科络石属植物络石的干燥带叶藤茎

络石藤

○ 功效主治及应用：络石藤具有清热祛湿、活血散淤的功效，常用于腰酸膝痛、咽喉不适、毒疮脓肿、跌打损伤、手足拘挛、风湿痹痛等症。用各 100 克的络石藤、人参、茯苓和 50 克龙骨一同研制成末，每次空腹以米汤送服 10 克，每天 2 次，可缓解小便白浊。取 50 克络石藤，用 1 升水煎服，可改善咽喉肿痛、咳喘不止。

○ 生长习性：生于山野、溪边、路旁、林缘或杂木林中，常缠绕于树上或攀缘于墙壁、岩石上。

○ 分布：江苏、湖北、山东等地。

○ 药用宜忌：阳虚畏寒、大便溏薄者禁服。

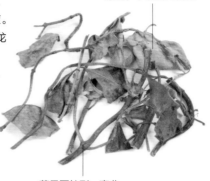

叶上表面暗绿色或棕绿色，下表面色较淡

茎呈圆柱形，弯曲，多分枝，红褐色，有点状皮孔

采收时间：冬季至次年春季　小贴士：落叶时采收，除去杂质，置于通风干燥处，晒干

別名：丝瓜网　性味：性平，味甘　来源：葫芦科丝瓜属植物丝瓜干燥成熟果实的维管束

丝瓜络

○ 功效主治及应用：丝瓜络具有清热消肿、排毒活血、舒筋络骨的功效，常用于手足拘挛、乳少、肺热咳喘、身体水肿、毒疮脓肿、胸闷疼痛、湿疹等症。取一个丝瓜络，切碎，炒至焦黄研制成末，以黄酒送服，分两次服下，可缓解慢性腰痛。取一个丝瓜络，烧存性，研制成末，用醋煮沸，以红糖水送服，可改善乳腺炎。取适量的丝瓜络，用水煎煮后加入蜂蜜服下，适用于尿道炎患者，可缓解毒疮脓肿。

○ 生长习性：喜温暖环境。

○ 分布：全国各地。

○ 药用宜忌：一般人群皆可食用，孕妇慎用。

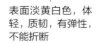

丝状维管束交织而成，横切面呈空洞状

表面淡黄白色，体轻，质韧，有弹性，不能折断

采收时间：夏季、秋季　小贴士：果皮变黄、内部干枯时采摘，搓去外皮及果肉

別名：桑条、嫩桑枝
性味：性平，味微苦　　来源：桑科桑属植物桑的干燥嫩枝

桑枝

◎ 功效主治及应用：桑枝具有清热消肿、舒筋络骨、利水化气的功效，常用于身体水肿、皮肤瘙痒、半身不遂、风湿痹痛等症。取50克桑枝、15克益母草，用500毫升水小火煮至50毫升，除渣，再熬制成膏，每晚睡前以温酒送服，可改善紫癜风。取100克桑枝，炒香后，用1升水煮至0.2升，每天空腹服用，可缓解脚气。

◎ 生长习性：适应范围广，只要气温不低于－40℃，年降水量300毫米以上，大部分地方都能生长。

◎ 分布：全国各地，以江苏、浙江一带为多。

◎ 药用宜忌：孕妇慎用。

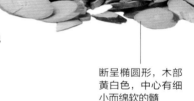

干燥的嫩枝呈长圆柱形，外表灰黄色或灰褐色

断呈椭圆形，木部黄白色，中心有细小而绵软的髓

采收时间：5~6月　｜　小贴士： 趁新鲜时切成长30~60厘米的段或斜片，晒干

別名：五叶草　　性味：性平，味苦、辛　　来源：牻牛儿苗科老鹳草属老鹳草的干燥地上部分

老鹳草

◎ 功效主治及应用：老鹳草具有清热排毒、祛风活血的功效，常用于手足拘挛、毒疮脓肿、肠炎、跌打损伤、痢疾、风湿痹痛等症。取250克老鹳草，各18克的桂枝、当归、赤芍、红花，用1升酒浸泡1周，除渣，每天2次，每次服用20毫升，可缓解风湿痹痛。取适量的新鲜老鹳草，少许雄黄末，一同捣烂，敷于患处，可缓解蛇虫咬伤。

◎ 生长习性：生于山坡草丛、平原路边或树林下。

◎ 分布：黑龙江、吉林、辽宁及河北、江苏、安徽、浙江、湖南、四川、云南和贵州等地。

◎ 药用宜忌：孕妇慎用。

表面灰绿色，有纵纹，并被稀疏的白毛

质较坚脆，折断时粗纤维性，有空心

采收时间：夏季、秋季　｜　小贴士： 果实将成熟时采收，割取地上部分或连根拔起，晒干

别名：南五加皮、五花、小五爪风、五谷皮
性味：性温，味辛、苦　来源：五加科五加属植物细柱五加的根皮

五加皮

○ 功效主治及应用：五加皮具有祛风散寒、舒
筋络骨、活血补肾的功效，常用于行动
缓慢、身体虚弱、骨折、身体水肿、腰
酸膝痛、风寒湿痹、脚气、跌打肿伤等症。
用各等份的五加皮、炒杜仲，一同
研制成末，以酒调和制成丸，每次
以温酒送服 30 丸，可缓解腰痛。

○ 生长习性：生于海拔 200~1600 米
的灌木丛林、林缘、山坡路旁和村落中。

○ 分布：湖北、江苏、浙江、安徽、河南
等地。

○ 药用宜忌：阴虚火旺者慎服。

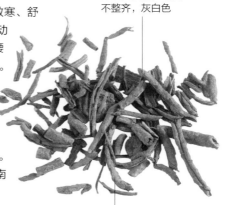

体轻，质脆，断面
不整齐，灰白色

根皮呈不规则卷筒状，
表面灰黄色至灰褐色，
有不规则纵皱纹

采收时间：7~10 月 | **小贴士：栽后 3~4 年采收，挖取根部，刮皮，抽去木心，晒干或烘干**

别名：广寄生　　性味：性平，味苦、甘　　来源：桑寄生科植物桑寄生属的干燥带叶茎枝

桑寄生

○ 功效主治及应用：桑寄生具有祛湿补肾、安
胎健体的功效，常用于腰酸膝痛、胎位不稳、
血压升高、身体乏力、风湿痹痛等症。取适
量的桑寄生，研制成末，每次以白开水送
服 5 克，不计时候，可改善身体虚弱乏力、
腰膝沉重。

○ 生长习性：生于海拔 20~400 米
的平原或低山常绿阔叶林中。

○ 分布：云南、广东、广西等地。

○ 药用宜忌：尤适宜风湿痹痛、腰膝酸软、
筋骨无力、崩漏经多、妊娠漏血、胎动不安、
高血压患者。

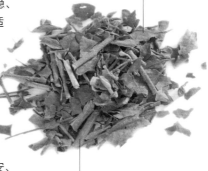

叶片展平后呈卵形
或椭圆形，灰绿色

茎枝呈圆柱形，表面红
褐色或灰褐色，具细纵
纹，并有凸起皮孔

采收时间：冬季至次年春季 | **小贴士：采割后除去粗茎，切段干燥，或蒸后干燥**

别名：茯菟、松腴、不死面、松薯、松苓、松木薯
性味：性平，味甘、淡　　来源：多孔菌科卧孔属真菌茯苓的干燥菌核

茯苓

⊙ 功效主治及应用：茯苓具有渗湿健脾、清心
安神、利水养胃的功效，常用于泄泻、食欲不振、
痰多咳嗽、小便不利、脾虚腹满、恶心呕吐、
健忘、失眠、心悸等症。用各等份的茯苓、
山药，一同研制成末，每次以稀米汤送
服，可缓解尿多失禁。用各 15 克的防
己、黄芪、桂枝，30 克茯苓，10 克甘草，
用 600 毫升水煮至 200 毫升，分 3 次服用，
可缓解四肢水肿。

⊙ 生长习性：生于松树根上。

⊙ 分布：吉林、浙江、安徽、福建、河南、湖
北和广西等地。

⊙ 药用宜忌：阴虚而无湿热、虚寒滑精、气虚
下陷者慎服。

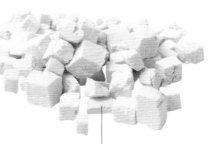

呈类圆形、椭圆形、
扁圆形或不规则团块，
大小不一

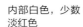

质坚实，破碎面
颗粒状，有细小
蜂窝样孔洞

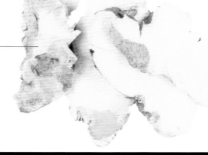

内部白色，少数
淡红色

采收时间：7~9 月　｜　小贴士：晴天挖出后堆于室内，盖稻草发汗，水汽干后去皮干燥

别名：狗青、强膂、扶盖、扶筋、苟脊
性味：性温，味苦、甘　　来源：蚌壳蕨科金毛狗蕨属植物金毛狗脊的干燥根茎

狗脊

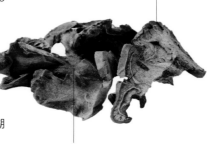

上部有数个棕红色
叶柄残基，下部丛
生多数棕黑色细根

⊙ 功效主治及应用：狗脊具有祛湿止痛、强筋补肾的功效，常用于风湿痹痛、腰酸膝痛、尿频、白带多、遗尿等症。取 30 克狗脊根茎，各 20 克的香樟根、马鞭草，各 25 克的杜仲、续断，15 克铁脚威灵仙，10 克怀牛膝，一同泡酒服用，可改善风湿骨痛、腰膝无力。取适量狗脊，煎汤冲洗足部，可缓解病后足肿。

⊙ 生长习性：生于山脚沟边及林下阴湿处酸性土壤上。

⊙ 分布：四川、江苏、浙江、福建、江西、湖南和台湾等地。

⊙ 药用宜忌：肾虚有热、小便不利或短涩黄赤、口苦舌干者禁服。

根茎呈不规则的长块状，
表面深棕色，密被光亮
的金黄色茸毛

采收时间：秋季、冬季　　小贴士：地上部分枯萎时采挖，除去泥沙，晒干，切片晒干者为生狗脊

■ 别名：一包针　　性味：性温，味苦、辛　　来源：天南星科千年健属植物千年健的干燥根茎

千年健

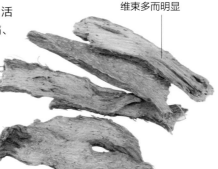

质硬而脆，断面红
褐色，黄色针状纤
维束多而明显

⊙ 功效主治及应用：千年健具有祛湿止痛、活血消肿、舒筋络骨的功效，常用于腰酸膝痛、跌打肿痛、胃痛、毒疮脓肿、风湿痹痛等症。用各 30 克的千年健、地风，90 克老鹤草，一同研制成末，每次服用 3 克，可缓解筋骨疼痛、拘挛麻木。

⊙ 生长习性：喜温暖、湿润、荫蔽，怕寒冷、干旱和强光直射，典型的喜阴植物，生于林中、水沟附近的阴湿地。

⊙ 分布：广西、云南、广东和海南等地。

⊙ 药用宜忌：阴虚内热者慎用。

表面黄棕色至红棕色，
粗糙，有纵沟纹

采收时间：春季、秋季　　小贴士：以秋季采收的品质较佳。挖取后，洗净泥土，晒干

别名：鹿蹄草、小秦王草、破血丹、纸背金牛草、大肺筋草、鹿安茶、鹿含草
性味：性温，味甘、苦　　来源：鹿蹄草科鹿蹄草属植物普通鹿蹄草的干燥全草

鹿衔草

○ **功效主治及应用：** 鹿衔草具有祛湿止痛、补肾调经、活血强筋的功效，常用于风湿痹痛、出血、白带增多、崩漏、劳累吐血等症。用各200 克的鹿衔草、白术，15 克泽泻，一同用水煎服，可缓解慢性风湿关节炎、类风湿关节炎等症状。取 25 克鹿衔草，用水煎服，可缓解慢性肠炎、痢疾。取 200 克鹿衔草、200 克白及，一同用水煎服，可缓解肺结核引发的咯血等病症。

○ **生长习性：** 生于海拔 600~3000 米的山地阔叶林或灌丛下。

○ **分布：** 全国大部分地区。

○ **药用宜忌：** 孕妇慎服。

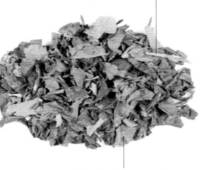

茎圆柱形或具纵棱，长 10~30 厘米

叶基生，长卵圆形或近圆形，暗绿色或紫褐色

| 采收时间：全年 | 小贴士：采大留小，扯密留稀，每隔 6~10 厘米留苗 1 株 |

别名：五爪龙　　性味：性温，味辛　　来源：葡萄科崖爬藤属植物狭叶崖爬藤的根或全草

五爪金龙

○ **功效主治及应用：** 五爪金龙具有祛湿散寒、活血消肿、强筋健骨的功效，常用于毒疮脓肿、水火烫伤、风湿痹痛、骨折等症。取 150 克五爪金龙根或全株，放入 500 毫升酒中浸泡，7 天后即可服用，每天 2~3 次，每次 10 毫升，可改善跌打损伤，缓解风湿性关节炎。

○ **生长习性：** 生于海拔 900~2600 米的山谷林中阴湿处，常攀缘于树上或崖壁上。

○ **分布：** 湖北、湖南、广西和西藏等地。

○ **药用宜忌：** 孕妇禁服。

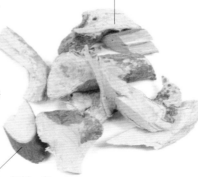

断面平坦，灰黄色，具纤维性，有较密的同心性环纹

茎藤褐色，粗糙，有红棕色花斑及细密纵皱纹

| 采收时间：9~12 月 | 小贴士：采收后切片，鲜用或晒干。置于通风干燥处 |

別名：牛膝、大牛膝、拐牛膝、甜牛膝、甜川牛膝、龙牛膝
性味：性平，味甘、微苦　　来源：苋科杯苋属植物川牛膝的根

川牛膝

⊙ 功效主治及应用：川牛膝具有祛湿散寒、活血散淤的功效，常用于风湿痹痛、跌打肿痛、闭经、痛经、难产、产后腹痛等症。取15克当归、15克制香附、15克菟丝子、30克益母草、30克丹参、30克葛根、12克丹皮、10克红花、10克川牛膝、10克沉香、24克炒杜仲、24克续断，一同用水煎服，每天1剂，适用于不孕症患者。

⊙ 生长习性：生于海拔1500米以上的山区，栽培或野生。

⊙ 分布：四川、云南、贵州等地。

⊙ 药用宜忌：孕妇及月经过多者禁服。

质韧，不易折断，断面浅黄色或棕黄色，维管束点状，断续排列成数轮同心环

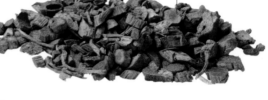

采收时间：10~11月　｜　小贴士：植株枯萎后挖掘根部，去掉泥土、芦头和须根，割下侧根

别名：万年青　　性味：性微温，味辛、苦　　来源：卫矛科卫矛属植物扶芳藤的带叶茎枝

扶芳藤

⊙ 功效主治及应用：扶芳藤具有祛风活血、化气散淤的功效，常用于吐血、泄泻、跌打损伤、风湿痹痛、腰酸膝痛、月经不调、身体水肿等症。取50克扶芳藤，25克大血藤，25克梵天花根，一同用水煎煮，以红糖、黄酒调和服下，可缓解腰肌劳损、关节酸痛等症。取适量的扶芳藤泡酒，每天2次服用，可缓解风湿痹痛。

⊙ 生长习性：生于林缘或攀缘于树上或墙壁上。

⊙ 分布：全国各地。

⊙ 药用宜忌：孕妇忌服。

茎枝呈圆柱形，表面灰绿色，多生细根

叶对生，椭圆形，先端尖，质较厚或稍带革质

采收时间：2~11月　｜　小贴士：采收茎、叶后切碎，晒干。置于通风干燥处

别名：土藿香、排香草、大叶薄荷
性味：性微温，味辛　来源：唇形科植物藿香的地上部分

藿香

○ 功效主治及应用：藿香具有温胃祛湿、解表散热的功效，常用于暑热感冒、呕吐、胸闷、头痛、手足皮肤病、妊娠呕吐等症。取6克藿香、6克肉桂，一同研制成末，每天2次，每次以白酒送服3克，可缓解胃腹冷痛。取9克藿香梗、6克肉桂、4.5克砂仁，一同用水煎服，可改善妊娠呕吐。

○ 生长习性：生于路边、田野。

○ 分布：广东、海南等地。

○ 药用宜忌：不宜久煎。阴虚血燥者禁服。

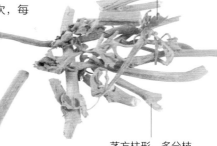

叶对生，深绿色，多皱缩或破碎，完整者展平后呈卵形

茎方柱形，多分枝，四面平坦或凹入呈现宽沟状

采收时间：夏季、秋季 ┃ 小贴士：枝叶茂盛时或花初开时采割，趁鲜切段阴干

别名：大泽兰　性味：性平，味辛　来源：菊科泽兰属植物佩兰的干燥地上部分

佩兰

○ 功效主治及应用：佩兰具有解表散热、祛湿醒脾的功效，常用于胸闷、呕吐、干渴、腹胀、暑湿、发热、恶心等症。取5克佩兰草，用200毫升水煮至100毫升，热含后吐掉，每天1次，可缓解风齿疼痛、出血。用各9克的佩兰、青蒿、菊花，12克绿豆衣，一同用水煎服，可缓解中暑头痛。

○ 生长习性：喜温暖湿润气候，在高温高湿环境下生长的较快。

○ 分布：江苏、浙江、河北和山东等地。

○ 药用宜忌：阴虚血燥、气虚者慎服。

茎呈圆柱形，表面黄棕色或黄绿色，有明显的节及纵棱线

采收时间：夏季、秋季 ┃ 小贴士：分两次采割，除去杂质，晒干。置于通风干燥处

別名：山精、赤术、马蓟、青术、仙术
性味：性温，味辛、苦　　来源：菊科苍术属植物茅苍术、北苍术的干燥根茎

苍术

○ 功效主治及应用：苍术具有祛湿醒脾、明目的功效，常用于呕吐、腹胀、头痛、风湿痹痛、食欲不振、身体水肿等症。取 100 克苍术、50 克芍药、25 克黄芩，一同研制成末，每次取 50 克，同 2.5 克淡味桂用水煎服，可改善脾胃受湿、食欲不振。

○ 生长习性：多生于山坡较干燥处。

○ 分布：江苏、浙江、安徽、江西、湖北、河北和山东等地。

○ 药用宜忌：阴虚内热、气虚多汗者忌服。

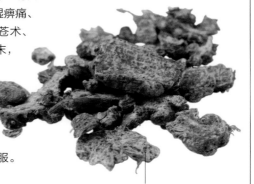

质坚实，黄白色，有明显的棕红色油腺散在，习称"朱砂点"

采收时间：春季、秋季　　小贴士：去除根须或晒至九成干后用火燎掉须根，后再晒干

別名：赤朴　　性味：性温，味苦、辛　　来源：木兰科木兰属植物厚朴的树皮、根皮和枝皮

厚朴

○ 功效主治及应用：厚朴具有祛湿化气、止喘的功效，常用于胸满胀痛、便秘、食积气滞、痰壅气逆、呕吐等症。取 40 克厚朴，20 克大黄，2 枚枳实，用 1.2 升水，先煮厚朴和枳实，煮至 500 毫升后加入大黄煎煮，煮至 300 毫升，每天 3 次，每次 100 毫升，可改善便秘。

○ 生长习性：喜生于温凉湿润气候和排水良好的酸性土壤中。

○ 分布：浙江、江西、湖南、湖北、四川、贵州、陕西和甘肃等地。

○ 药用宜忌：气虚、津伤血枯者及孕妇慎服。

卷筒状或双卷筒状，习称"筒朴"

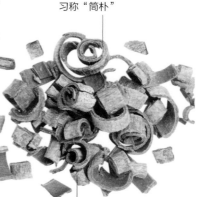

外表面灰棕色或灰褐色，粗糙

采收时间：4~6 月　　小贴士：干皮可环剥或条剥后，卷筒置沸水中烫软后，埋置阴湿处发汗

别名：缩砂仁、缩砂蔻
性味：性温，味辛　　来源：姜科阳春砂或海南砂的干燥成熟果实

砂仁

○ 功效主治及应用：砂仁具有祛湿化气、醒脾安胎的功效，常用于腹胀、恶心、食欲不振、气滞、呕吐等症。用各 25 克的木香、砂仁，50 克枳实，100 克白术，一同研制成末，用荷叶包裹成丸蒸煮，每次用开水送服 50 丸，可缓解体内滞气、改善消化不良。

○ 生长习性：栽培或野生于山地阴湿之处。

○ 分布：广东、广西、云南等地。

○ 药用宜忌：阴虚有热者忌服。

表面棕褐色，密生刺状突起，一端有小突起物，一端有果柄痕

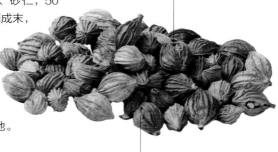

干燥果实，椭圆或卵圆球形，略呈三棱状

采收时间：7~10 月 ┃ 小贴士：用剪刀剪断果序，晒干，也可用火焙法焙干

别名：圆豆蔻　　性味：性温，味辛　　来源：姜科植物白豆蔻的干燥成熟果实

豆蔻

○ 功效主治及应用：豆蔻具有祛湿化气、温胃止呕的功效，常用于呕吐、腹胀、食欲不振等症。用各 100 克的豆蔻、砂仁，1 升陈米，25 克丁香，一同研制成末，用枣肉调和成丸，每次以米汤送服 50~100 丸，可改善食欲不振、呃逆。

○ 生长习性：生于热带地区。

○ 分布：广东、广西、云南等地。

○ 药用宜忌：入汤剂宜在最后放入。阴虚血燥而无寒湿者、火升作呕者忌服。

略呈球形，具不显著钝三棱，外皮黄白色，光滑，具隆起的纵纹

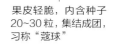

果皮轻脆，内含种子 20~30 粒，集结成团，习称"蔻球"

采收时间：秋季 ┃ 小贴士：果实成熟时采收，用时除去果皮，取种子打碎

薏苡仁

⊙ **功效主治及应用：** 薏苡仁具有渗湿散热、舒筋络骨、健脾消肿的功效，常用于风湿痹痛、手足拘挛、毒疮脓肿、带下、脚气、身体水肿、泄泻等症。取 100 克薏苡仁，捣制成散，每次用 200 毫升水煎煮，空腹服用，可改善筋脉拘挛、身体水肿、风湿痹痛、肠胃功能差。取 100 克郁李仁，研制成末，以水滤汁，用汁液煮薏苡仁，每天 2 次，可缓解身体水肿、气喘。

⊙ **生长习性：** 多生于屋旁、荒野、河边、溪涧或阴湿山谷中。

⊙ **分布：** 全国大部分地区。

⊙ **药用宜忌：** 脾虚无湿、大便燥结者及孕妇慎服。

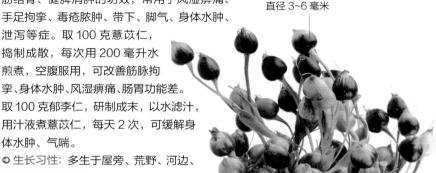

种仁宽卵形或长椭圆形，长 4~8 毫米，直径 3~6 毫米

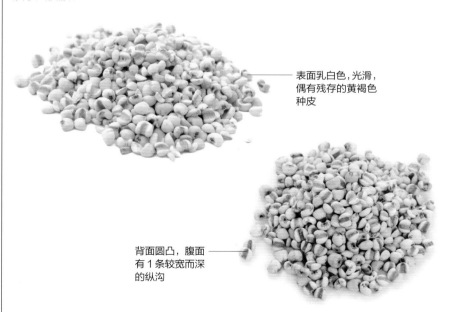

表面乳白色，光滑，偶有残存的黄褐色种皮

背面圆凸，腹面有 1 条较宽而深的纵沟

采收时间： 9~10 月 | **小贴士：** 果实呈褐色时，割下植株，集中立放 3~4 天后脱粒

别名：豆蔻、草果、豆蔻子、草蔻、大草蔻、偶子、草蔻仁、飞雷子、弯子
性味：性温，味辛　来源：姜科山姜属植物草豆蔻的干燥近成熟种子

草豆蔻

⊙ **功效主治及应用**：草豆蔻具有祛湿化气、醒脾温胃的功效，常用于食欲不振、呕吐、恶心、脚气、泄泻、腹胀等症。取 7 枚草豆蔻、250 克生姜、50 克人参、50 克炙甘草，一同捣碎，用 4 升水煮至 2 升，滤渣，分 2 次服用，可缓解呕吐、食欲不振、恶心。

⊙ **生长习性**：生于山地、疏林、沟谷、河边及林缘湿处。

⊙ **分布**：广东、海南、广西等地。

⊙ **药用宜忌**：阴虚血少、津液不足者禁服，无寒湿者慎服。

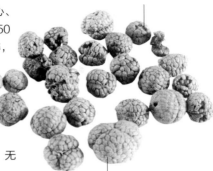

种子团类圆球形，外被淡棕色膜质假种皮，种脊为 1 条纵沟

质硬，将种子沿种脊纵剖两瓣，表面呈斜心形

采收时间：夏季、秋季 | **小贴士：采摘后晒至九成干，剥去果皮，再晒至足干**

别名：草果仁　　性味：性温，味辛　　来源：姜科砂仁属植物草果的干燥成熟果实

草果

⊙ **功效主治及应用**：草果具有祛湿化气、温胃健脾的功效，常用于恶心、痢疾、疟疾、腹胀冷痛、泄泻、呕吐、胸闷等症。取 1 枚连皮草果，1 小块乳香，用面粉调和，煨至焦黄，研制成末，每次以米汤送服 10 克，每天 2 次，可改善赤白带下。用各等份的草果、延胡索、五灵脂、没药，一同研制成末，每次以温酒送服 15 克，不计时候，可缓解胸闷脾痛。

⊙ **生长习性**：栽培或野生于林下。

⊙ **分布**：云南、广西、贵州等地。

⊙ **药用宜忌**：入汤剂宜在最后放入。阴虚血燥而无寒湿者、火升作呕者忌服。

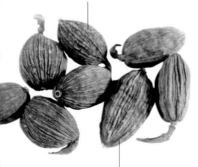

呈长椭圆形，具三钝棱，质坚韧，易纵向撕裂

表面灰棕色至红棕色，具纵沟及棱线

采收时间：秋季 | **小贴士：采收后晒干或烘干，或用沸水烫 2~3 分钟后再晒干或烘干**

別名：碧桃、花桃
性味：性平，味苦　　来源：蔷薇科桃属植物桃的花

桃花

◎ 功效主治及应用：桃花具有祛湿行气、
活血散瘀、利水通便的功效，常用于便秘、
身体水肿、脚气、闭经痛经、小便不畅、
恶疮等症。用各 50 克的桃花、葵花子、
滑石粉、槟榔，一同研制成末，每次以葱白汤
送服 10 克，饭前服用，可缓解产后小便秘涩。
取适量的桃花和杏花，阴干研制成末，每次
以井水送服 5~6 克，适用于不孕不育者。取
适量的桃花，研制成末，用猪油调和敷于患处，
可改善白癣。

◎ 生长习性：喜光，耐旱，耐寒力强。

◎ 分布：全国各地。

◎ 药用宜忌：不宜久服，孕妇忌服。

萼片 5，外被茸毛，
花瓣 5，倒卵形，
粉红色，罕为白色

小枝绿色或
半边红褐色，
无毛

采收时间：3~4 月 ┃ 小贴士：桃花将开放时采摘，阴干置于干燥通风处

別名：菖蒲　　性味：性温，味辛、苦　　来源：天南星科石菖蒲的干燥根茎

石菖蒲

◎ 功效主治及应用：石菖蒲具有祛湿化气、清
心健脑、化痰温胃的功效，常用于腹胀、胃痛、
毒疮脓肿、胸闷、健忘、发热头痛、风寒湿
痹等症。用各 50 克的菖蒲、宣连、车
前子、生地黄、苦参、地骨皮，一同
研制成末，用蜂蜜调和成丸，每次以
饭送服 15 丸，不计时候，可缓解小儿
惊风、癫痫。取适量石菖蒲、生姜，一
同捣制成汁服用，可改善痰多失心。

◎ 生长习性：生长于密林下湿地或溪涧旁石上。

◎ 分布：长江流域及其以南各地。

◎ 药用宜忌：忌与羊肉、血、饴糖、桃、梅等
果物同食。

表面灰黄色、红棕色或棕色，
断面平坦，颜色较淡

干燥抱茎略呈扁圆
柱形，稍弯曲

采收时间：秋季、冬季 ┃ 小贴士：除去泥沙及须根，切成 10 厘米左右的小段，晒干

别名：白瓜皮、白冬瓜皮、地芝、枕瓜

性味：性凉，味甘　　来源：葫芦科冬瓜属植物冬瓜的干燥外层果皮

冬瓜皮

○ 功效主治及应用：冬瓜皮具有渗湿利水、润肺止渴、消暑消肿的功效，常用于痔疮、中暑、肺热咳嗽、便秘、小便不利、身体水肿、腹胀等症。取 30 克冬瓜皮、9 克五加皮、12 克姜皮，一同用水煎服，可改善身体水肿。取 30 克冬瓜皮、60 克赤小豆，适量红糖，一同煎煮至皮烂，吃豆服汤，可缓解体虚水肿。

○ 生长习性：喜温、耐热，在较高温度下生长发育良好。以排水方便，土层深厚，肥沃的沙壤土或黏壤土为宜。

○ 分布：全国各地。

○ 药用宜忌：因营养不良而致虚肿者慎用。

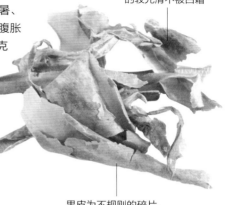

外表面灰绿色或黄白色，被白霜，有的较光滑不被白霜

果皮为不规则的碎片，常向内卷曲，大小不一

采收时间：夏末、初秋　　**小贴士：** 食用冬瓜时，收集削下的外果皮，晒干

别名：小豆、红豆　　　性味：性平，味甘、酸　　　来源：豆科豇豆属植物赤小豆的干燥成熟种子

赤小豆

○ 功效主治及应用：赤小豆具有散热排毒、利水散淤、退黄消肿的功效，常用于身体水肿、毒疮脓肿、脚气、淋病、便秘、黄疸等症。取 300 克赤小豆，用小火炒熟，研制成末，与碎葱白同煨，每次以酒送服 5 克，可改善男女淋病。取 300 克赤小豆，1 把白茅根，同煮后去根吃豆，可缓解卒大腹水病。取适量赤小豆研制成末，用醋调和敷于舌上，可改善小儿重舌。

○ 生长习性：喜温暖，不耐霜，但适应的气候范围较广。

○ 分布：广东、广西、江西及上海等地。

○ 药用宜忌：阴虚津伤者慎用。

种脐线形，白色，约为全长的 2/3

干燥种子略呈圆柱形而稍扁，种皮赤褐色或紫褐色

采收时间：8~9 月　　**小贴士：** 荚果成熟且未开裂时采收全株，晒干并打下种子，再晒干

別名：玉麦须、玉蜀黍蕊、包谷须、棒子毛
性味：性平，味甘　　来源：禾本科玉蜀黍属植物玉蜀黍的花柱及柱头

玉米须

⊙ 功效主治及应用：玉米须具有利水散淤、利湿退黄的功效，常用于血压升高、乳汁少、毒疮脓肿、淋病、身体水肿、黄疸等症。取15克玉米须、45克金钱草、30克萆薢，一同用水煎服，可缓解尿路感染。取30克玉米须、15克荠菜花、18克白茅根，一同用水煎煮后滤渣，每天2次，可改善尿出血。取适量玉米须，煎浓汤服用，可预防肾脏炎、肾结石。

⊙ 生长习性：喜温，种子发芽的最适温度为25~30℃，耗水量大。

⊙ 分布：全国各地。

⊙ 药用宜忌：孕妇慎用。

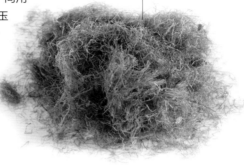

质柔软，淡绿色、黄绿色至棕红色，有光泽，略透明

采收时间：秋季　　小贴士：玉米成熟时采收，摘取花柱，晒干。置于通风干燥处

别名：蒲芦　　性味：性平，味甘　　来源：葫芦科一年生攀缘草本葫芦的干燥果皮

葫芦

⊙ 功效主治及应用：葫芦具有渗湿利水、消肿散淤、散热排毒、美颜养肤的功效，常用于毒疮脓肿、发热干渴、身体水肿、腹胀水多、淋病、黄疸等症。常吃葫芦，能增强免疫力，提高机体抗病毒能力，还能预防癌症。

⊙ 生长习性：喜温植物，生长适温20~25℃，不耐涝、旱，不耐瘠薄，以富含腐殖质的保水保肥力强的土壤为宜。

⊙ 分布：全国大部分地区。

⊙ 药用宜忌：中寒者忌服。

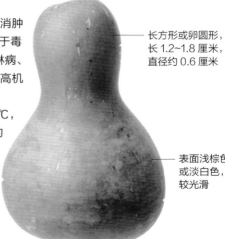

长方形或卵圆形，长1.2~1.8厘米，直径约0.6厘米

表面浅棕色或淡白色，较光滑

采收时间：秋季　　小贴士：果实嫩时可食，成熟后壳硬，可做瓶、瓢、匙羹等用具

别名：牛舌草、牛遗、车轮草、蛤蟆草、钱贯草、地胆头

性味：性微寒，味甘　来源：车前科车前属植物车前的全草

车前草

○ **功效主治及应用**：车前草具有散热利水、明目排毒的功效，常用于带下、暑湿、目赤、咽喉不适、毒疮脓肿、泄泻、淋病等症。取12克车前草、6克铁马鞭，一同捣烂，以凉开水送服，可治疗泄泻。取适量车前草煎服，加入蜂蜜调和服用，可缓解头痛脸肿。取适量车前草，捣制成汁，以朴硝末调和，敷于眼皮，有明目的功效。

○ **生长习性**：生于山野、路旁、花圃或菜园、河边湿地。

○ **分布**：全国各地。

○ **药用宜忌**：气虚精气不固者禁用。

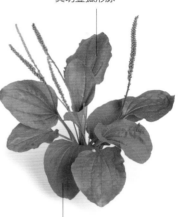

表面灰绿色或污绿色，具明显弧形脉

叶片皱缩，展平后呈卵状椭圆形或宽卵形

采收时间：夏季、秋季　小贴士：播种第2年采收，挖起全株，晒干或鲜用

别名：番石　性味：性寒，味甘、淡　来源：硅酸盐类滑石族矿物滑石

滑石

○ **功效主治及应用**：滑石具有散热消暑、利水通便的功效，常用于泄泻、便秘、身体水肿、中暑、小便不利、湿疹等症。取100克滑石、50克葶苈子，一同捣制成末，每次以温开水送服10克，不计时候，可改善小便不利。

○ **生长习性**：产于变质的超基性、含铁和镁很高的硅酸盐岩石和白云质石灰岩中。

○ **分布**：山西、辽宁、江苏、浙江、江西、山东和陕西等地。

○ **药用宜忌**：脾虚气弱、肾虚精滑、热病津伤者忌服。孕妇慎服。

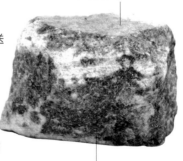

为致密块状、鳞片状集合体，呈不规则块状或扁块状

白色、黄白色或淡灰色至淡蓝色，半透明或不透明

采收时间：全年　小贴士：开采后，去净泥土、杂石即可

別名：地乌桃、猪茯苓、豕零
性味：性平，味甘、淡　　来源：多孔菌科真菌猪苓的干燥菌核

猪苓

◎ 功效主治及应用：猪苓具有利水渗湿的功效，主治小便不利、水肿胀满、泄泻、淋浊、带下、脚气浮肿。取各 10 克的猪苓、茯苓、泽泻、滑石，用水煎煮，去渣，取汁，加入 10 克阿胶烊化，温服，可治小便不利、发热、口渴欲饮、呕吐等。

◎ 生长习性：生于林中树根旁或者腐木桩旁。

◎ 分布：东北及河北、山西、河南、湖北、四川等地。

◎ 药用宜忌：无水湿者禁用。

呈不规则的扁块状、条形或类圆形

表面黑色、灰黑色或棕黑色，皱缩或有瘤状突起

采收时间：春季、秋季　｜　小贴士：采挖后，去泥沙，晒干，切片入药，生用

別名：五加风　　性味：性微寒，味甘、淡　　来源：五加科通脱木属植物通脱木的茎髓

通草

◎ 功效主治及应用：通草具有散热利尿、通经下乳的功效，常用于身体水肿、小便不利、淋病、乳汁少、闭经、黄疸、带下等症。取各 9 克的通草、车前草、龙胆草、瞿麦，一同用水煎服，可改善小便不利。

◎ 生长习性：生于海拔 10~2800 米的向阳肥厚的土壤中。

◎ 分布：江苏、浙江、安徽、福建、江西、湖北、湖南、广东、广西、陕西和台湾等地。

◎ 药用宜忌：气阴两虚、内无湿热者及孕妇慎服。

茎髓呈圆柱形，表面白色或淡黄色，有浅纵沟纹

断面平坦，显银白色光泽

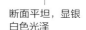

采收时间：9~11 月　｜　小贴士：割取生长在 3 年以上植株的地上茎，切段，捅出茎髓，晒干

■ 别名：巨句麦、大兰、山瞿麦、瞿麦穗、南天竺草、麦句姜、剪绒花
性味：性寒，味苦　　来源：石竹科石竹属植物瞿麦或石竹的干燥地上部分

瞿麦

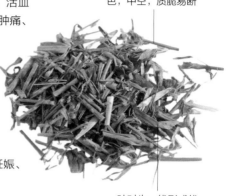

茎直立，淡绿至黄绿色，中空，质脆易断

◎ 功效主治及应用：瞿麦具有清热利水、活血散结的功效，常用于毒疮脓肿、闭经、目赤肿痛、淋病、小便不利等症。取100克栝楼根、150克茯苓、150克薯蓣、1枚附子、50克瞿麦，一同研制成末，用蜂蜜调制成丸，每天3次，每次3丸，可改善小便不利。

◎ 生长习性：生于山坡或林下。

◎ 分布：全国大部分地区。

◎ 药用宜忌：下焦虚寒、小便不利以及妊娠、新产者禁服。

叶对生，线形或线状披针形，花有淡黄色膜质的宿萼

采收时间：夏季、秋季 | **小贴士：花未开放前采收。栽培者每年可收割2~3次**

■ 别名：地葵　　性味：性寒，味苦、辛　　来源：藜科地肤属植物地肤的成熟果实

地肤子

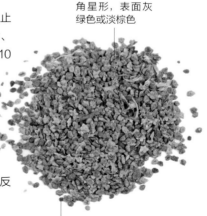

胞果呈扁球状五角星形，表面灰绿色或淡棕色

◎ 功效主治及应用：地肤子具有清热利水、止痒祛风的功效，常用于皮肤瘙痒、毒疮脓肿、小便不通、疥癣、湿疹、白带增多等症。取10克地肤子、8克浮萍、6克木贼草、10克桑白皮，一同用水煎煮滤渣，每天3次服用，可缓解肾炎水肿的症状。

◎ 生长习性：生长于山野荒地、田野、路旁，栽培于庭园。

◎ 分布：全国大部分地区。

◎ 药用宜忌：内无湿热、小便过多者忌服。反螵蛸。

种子扁卵形，长约1毫米，黑色

采收时间：8~10月 | **小贴士：割取全草，晒干，打下果实，备用。置于干燥通风处**

别名：左转藤灰、海金砂
性味：性寒，味甘、咸　　来源：海金沙科海金沙属植物海金沙的干燥成熟孢子

海金沙

○ **功效主治及应用**：海金沙具有清热利尿、通淋排毒的功效，常用于白带增多、泄泻、痢疾、吐血、身体水肿、淋病等症。用各 50 克的海金沙末、滑石末，0.5 克甘草末，每次以麦冬汤或灯心草汤送服 5~6 克，可改善淋证。用各 30 克的海金沙、车前草、积雪草、一点红、白茅根，一同用水煎服，适用于膀胱炎患者。

○ **生长习性**：生于阴湿山坡灌丛中或路边林缘。

○ **分布**：广东、浙江等地。

○ **药用宜忌**：肾阴亏虚者慎服。

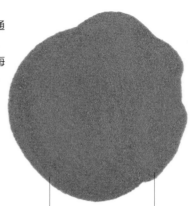

孢子粉状，棕黄色或黄褐色

体轻，手捻有光滑感，置手中易由指缝滑落

采收时间：秋季　｜　**小贴士**：播种第 2 年采收，挖起全株，晒干或鲜用

别名：金星草　　性味：性微寒，味苦、甘　　来源：水龙骨科石韦属植物庐山石韦的干燥叶

石韦

○ **功效主治及应用**：石韦具有利尿通淋、清热止血的功效，常用于小便不利、吐血、外伤出血、身体水肿、淋病、痰多咳嗽等症。用各等份的石韦、车前子，一同研制成末，每次取 25 克用水煎煮，滤渣后服用，可缓解小便不利。用各等份的石韦、当归、蒲黄、芍药，一同研制成末，以酒送服可改善血淋。

○ **生长习性**：生于林中树干或山野岩石上。

○ **分布**：浙江、湖北、河北等地。

○ **药用宜忌**：阴虚及无湿热者忌服。

叶片略皱缩，展平后呈披针形，先端渐尖，边缘常向内卷曲

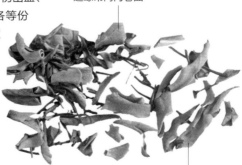

上表面黄绿色或灰绿色，下表面密生红棕色星状毛

采收时间：全年　｜　**小贴士**：采收后除去杂质，晒干。置于干燥通风处保存

別名：虎须草、赤须、灯心、灯草、碧玉草、水灯心、铁灯心、虎酒草、曲屎草、秧草
性味：性微寒，味甘、淡　　来源：灯心草科灯心草属植物灯心草的干燥茎髓

灯心草

○ 功效主治及应用：灯心草具有利尿通淋、清心降火的功效，可常用于身体水肿、咽喉肿痛、口舌生疮、淋病、黄疸、心烦不安等症。取 50 克灯心草、25 克麦冬、25 克甘草，用水煮成浓汁服用，可改善淋病。用各 50 克的灯心草、胡荽，一同用水煎煮，加入少许甜酒调和服用，可缓解黄疸。

○ 生长习性：生于水旁、田边等潮湿处。

○ 分布：长江下游及西南地区。

○ 药用宜忌：下焦虚寒、小便失禁者禁服。

呈细圆柱形，长达 90 厘米，表面白色或淡黄白色，微有光泽

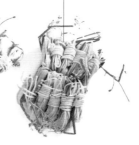

质轻柔软，有弹性，易拉断

采收时间：夏末至秋季　|　小贴士：采割下茎秆，顺茎划开皮部，剥出髓心，捆把晒干

別名：葵子　　性味：性寒，味甘　　来源：锦葵科锦葵属植物冬葵的干燥成熟种子

冬葵子

○ 功效主治及应用：冬葵子具有利尿通淋、润肠渗湿的功效，常用于乳汁少、便秘、小便不利、淋病、身体水肿等症。用各等份的冬葵子末、人乳汁，调和服用，可改善便秘。取 50 克冬葵子，15 克茯苓，一同捣制成末，每天 3 次，每次以开水送服 5~6 克，可缓解小便不利、身体水肿、妊娠水肿。

○ 生长习性：生于平原旷地、村落附近、路旁、田埂、山脚或山坡向阳较湿润处。

○ 分布：全国各地。

○ 药用宜忌：脾虚肠滑者及孕妇忌服。

种子肾形，棕黄色或黑褐色

果实呈扁球状盘形，表面黄白色或黄棕色，具隆起的环向细脉纹

采收时间：7~11 月　|　小贴士：采收后除去杂质，晒干，置于干燥通风处保存

別名：萱草花、川草花、鹿葱花
性味：性凉，味甘　来源：百合科萱草属植物黄花菜的花蕾

金针菜

◎ 功效主治及应用：金针菜具有利水通淋、清心散热、止血消肿的功效，常用于吐血、身体水肿、淋病、咽喉肿痛、头晕、心烦不眠等症。取 30 克金针菜，适量红糖，一同煎煮，早饭前服用，连服 3~4 天，可改善痔疮出血。取各 15 克的金针菜、皂荚子、射干，一同研制成末，以砂仁汤送服，每天 3 次，可改善乳痈。

◎ 生长习性：生于海拔 2000 米以下的山坡、山谷、荒地或林缘。

◎ 分布：河北、山东、河南、湖北、湖南、四川、陕西和甘肃等地。

◎ 药用宜忌：患有皮肤瘙痒症者忌食。

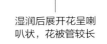

湿润后展开花呈喇叭状，花被管较长

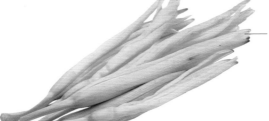

花呈弯曲的条状，表面黄棕色或淡棕色

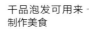

干品泡发可用来制作美食

花被淡黄色，有时在花蕾时顶端带黑紫色

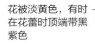

基部具细而硬的花梗，通常长不到 1 厘米

采收时间：5~8 月　小贴士：花将要开放时采收，蒸后晒干。置于通风干燥处

茵陈

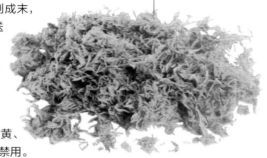

多卷曲成团状，
灰白色或灰绿色，
全体密被茸毛，
绵软如绒

○ **功效主治及应用**：茵陈具有退黄利湿、散热
止痒的功效，常用于小便不利、湿疹、黄疸、
皮肤瘙痒等症。取 200 克茵陈、150 克黄芩、
100 克炙枳实、150 克大黄，捣制成末，
加蜂蜜做成丸，每天空腹以米汤送
服 20 丸，忌食热面、蒜、荞麦、
黏食、陈臭物，可缓解黄疸、小便
发黄。

○ **生长习性**：生于山坡、路边。

○ **分布**：全国大部分地区。

○ **药用宜忌**：因脾虚血亏而致的虚黄、
萎黄者一般不宜使用。蓄血发黄者禁用。

采收时间：春季、秋季 | **小贴士：栽后第 2 年可采收嫩梢，连续收获 3~4 年**

金钱草

○ **功效主治及应用**：金钱草具有散热排毒、利
水渗湿、退黄的功效，常用于毒疮脓肿、身体
水肿、毒蛇咬伤、淋病等症。取 45 克
金钱草、15 克虎杖根，一同用水煎
服，可缓解胆囊炎症。

○ **生长习性**：生于土坡路边、沟边
及林缘较阴湿处，垂直分布可达海拔
2300 米处。

○ **分布**：江南地区各省。

○ **药用宜忌**：风湿性关节炎、肩周炎患者用鲜
品煎水熏洗可引起接触性皮炎。

全草多皱缩成团，
叶对生，多皱缩，
展平后呈宽卵形或
心形，灰绿色或棕
褐色

采收时间：夏季、秋季 | **小贴士：用镰刀割取，留茬 10 厘米左右，以利萌发，晒干或烘干**

別名：大虫杖、苦杖、酸杖、斑杖、苦杖根、杜牛膝
性味：性微寒，味微苦　　来源：蓼科蓼属植物虎杖的干燥根茎及根

虎杖

◐ 功效主治及应用：虎杖具有退黄利水、散热排毒、活血化淤的功效，常用于风湿痹痛、跌打肿痛、闭经痛经、水火烫伤、黄疸等症。取10克虎杖根，用500毫升水煎煮至余大半，滤渣，用10毫升好酒同煎至膏状，每次服用20毫升，可改善腹胀、月经不通。

◐ 生长习性：多生于山谷、溪旁或岸边。

◐ 分布：江苏、浙江、江西、福建、山东、河南、陕西、湖北、云南、四川和贵州等地。

◐ 药用宜忌：孕妇禁服。

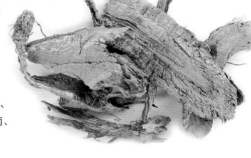

质坚硬，不易折断，断面棕红色，纤维性，呈菊花状放射形纹理

采收时间：春季、秋季　｜　小贴士：采收可鲜用或晒干，置于通风干燥处保存

別名：山护花　　性味：性微寒，味甘、淡、微酸　　来源：景天科景天属植物垂盆草的全草

垂盆草

◐ 功效主治及应用：垂盆草具有散热排毒、退黄利湿的功效，常用于淋病、湿疹、水火烫伤、痢疾、毒疮脓肿、黄疸、咽喉不适等症。取30克垂盆草、30克茵陈蒿、15克板蓝根，一同用水煎服，可缓解急性黄疸型肝炎症状。取30克鲜垂盆草、9克紫金牛，一同用水煮后滤渣，加糖分2次服用，适宜慢性迁延型肝炎患者。

◐ 生长习性：生于海拔1600米以下的向阳山坡、石隙、沟边及路旁湿润处。

◐ 分布：河北、山西、辽宁、吉林、江苏、浙江、安徽、福建、江西、山东和河南等地。

◐ 药用宜忌：脾胃虚寒者慎服。

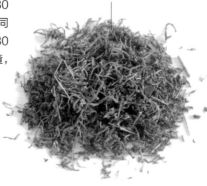

干燥全草稍卷缩，茎纤细，长可达20厘米以上

采收时间：夏季、秋季　｜　小贴士：采收后晒干，置于通风干燥处保存

■ 别名：金花草、磨挡草、耳响草、帽笼子、磨笼子、木磨子、磨盆草
性味：性凉，味甘、淡　　来源：锦葵科苘麻属植物磨盘草的全草

磨盘草

○ **功效主治及应用：** 磨盘草具有利水通淋、清热排毒、消肿止咳的功效，常用于咽喉肿痛、毒疮脓肿、泄泻、发热感冒、尿路感染等症。取 30~60 克磨盘草，15 克苍耳根，1 个墨鱼干，一同用水炖服，可缓解中耳炎症。取 60 克磨盘草，加瘦肉用水煎服，可改善耳痛、缓解耳聋症状。

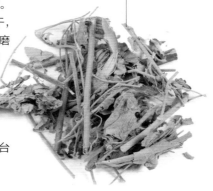

叶皱缩，浅发绿色，背面色淡，被短柔毛，手捻之较柔韧不易碎

○ **生长习性：** 生于海拔 800 米以下的地带，如平原、海边、沙地、旷野、山坡、河谷。

○ **分布：** 广东、广西、海南、贵州、云南和台湾等地。

○ **药用宜忌：** 孕妇忌服。

采收时间：夏季、秋季 | **小贴士：割取全草，晒干，置于通风干燥处保存**

■ 别名：熊胆草　　性味：性寒，味苦　　来源：唇形科香茶菜属植物溪黄草的干燥全草

溪黄草

○ **功效主治及应用：** 溪黄草具有散热排毒、退黄利水、消肿止痛的功效，常用于泄泻、跌打损伤、痢疾、湿热黄疸等症。用各 30 克的溪黄草、马蹄金、鸡骨草、车前草，一同用水煎服，可缓解急性黄疸型肝炎等的炎症。取 15~30 克鲜溪黄草、30~60 克猪殃殃，一同用水煎煮后以酒调和，捣烂敷于患处，可缓解跌打肿痛。

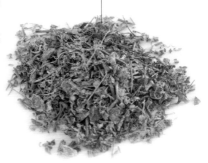

叶对生，常破碎，完整叶多皱缩，展开后呈卵形或卵状披针形

○ **生长习性：** 常成丛生于山坡、路旁、田边、溪旁、河岸及草灌木丛中。

○ **分布：** 山西、江苏、浙江、安徽、福建、江西、河南、湖南、广东、广西、四川、贵州、陕西、甘肃和台湾等地。

○ **药用宜忌：** 脾胃虚寒者慎服。

采收时间：全年 | **小贴士：每年可采收 2~3 次，收割后晒干，置于通风干燥处**

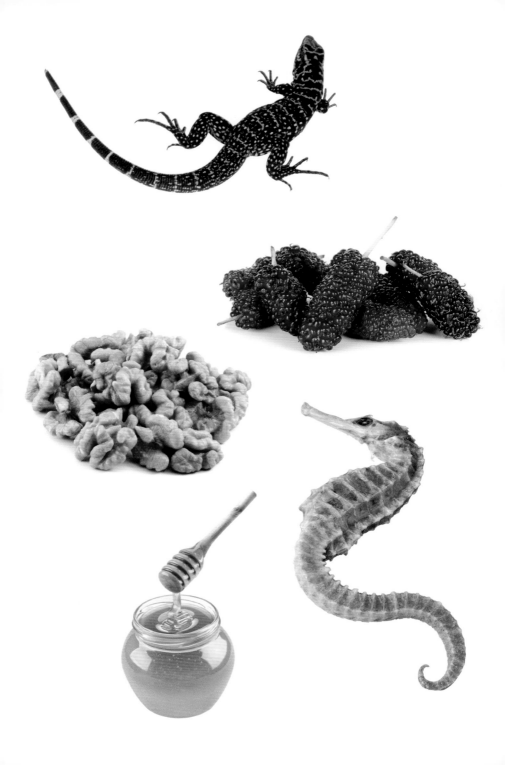

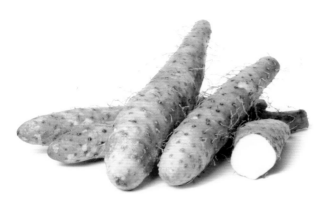

第三章
安神补虚类

安神补虚类中药是以安定神志、补心养血、
提高机体抗病能力为主要功效的药物。
安神，可分为重镇安神和养心安神，
常用药物有朱砂、磁石、酸枣仁、牡蛎等，
主要用来治疗心悸怔忡，失眠多梦等症；
亦可作为惊风、癫痫等病症的辅助药物。
补虚，分为补气、补阳、补血、补阴四类。
常用药物有人参、黄芪、白术、大枣等。

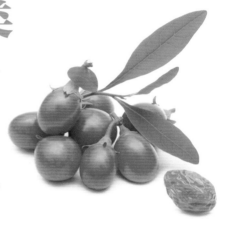

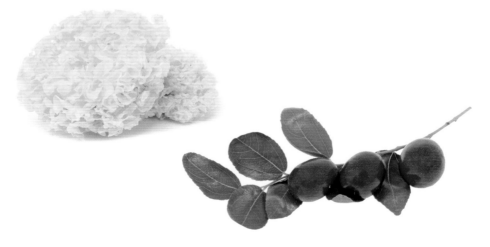

别名：赤芝、红芝、木灵芝、菌灵芝、万年蕈、灵芝草
性味：性平，味甘　　来源：多孔菌科真菌赤芝或紫芝的干燥子实体

灵芝

○ **功效主治及应用：** 灵芝具有清心安神、止咳平喘的功效，常用于咳嗽、心悸失眠、消化不良、气喘、虚劳等症。取 16 克灵芝、3.5 克半夏、6 克苏叶、3 克厚朴、9 克茯苓，加入冰糖一同用水煎煮，每天 2~3 次服用，分服，可缓解过敏性哮喘症状。取 9 克灵芝，各 6 克的南沙参、北沙参，9 克的百合，一同用水煎服，对慢性气管炎患者很有帮助。取 6 克灵芝、4.5 克甘草，一同用水煎服，可缓解迁延性肝炎病症。取 2.5 克灵芝，切碎后用老酒泡服，可改善积年胃病。

○ **生长习性：** 多生于林内阔叶树的木桩旁或木头、立木、倒木上。

○ **分布：** 四川、浙江、江西、湖南等地。

○ **药用宜忌：** 畏扁青、茵陈蒿。

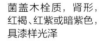

菌盖木栓质，肾形，红褐、红紫或暗紫色，具漆样光泽

有环状棱纹和辐射状皱纹

灵芝断面有许多圆圈状纹路，如树木年轮一样

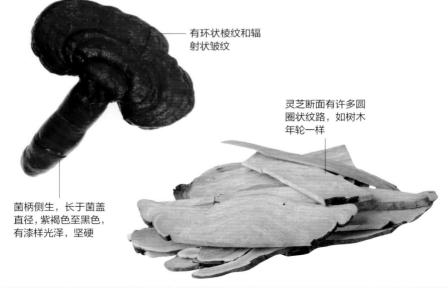

菌柄侧生，长于菌盖直径，紫褐色至黑色，有漆样光泽，坚硬

采收时间：全年 | 小贴士：剪除附有朽木、泥沙或培养基质的下端菌柄，阴干或烘干

別名：丹粟、丹砂、赤丹、汞沙、辰砂
性味：性微寒，味甘　　来源：硫化物类矿物辰砂族矿物辰砂

朱砂

○ 功效主治及应用：朱砂具有清心明目、定神排毒的功效，常用于毒疮脓肿、头晕目眩、心烦不眠、癫狂、疥癣等症。用各 25 克的朱砂和黄连、10 克当归、15 克生地黄、10 克甘草，一同研制成末，用酒浸泡煎煮并制成丸，每次服用 30 丸，可缓解心神昏乱、惊悸失眠。用各适量的朱砂、白矾、郁金，一同研制成末，加入蜂蜜制成丸，每次以薄荷汤送服 10 丸，可改善喜怒无常、狂躁不安。

○ 生长习性：产于石灰岩、板岩、砂岩中。

○ 分布：贵州、湖南、四川、广西和云南等地。

○ 药用宜忌：不宜久服、多服。孕妇及肝功能不全者禁服。

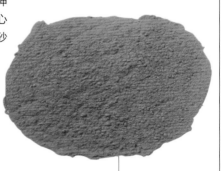

为大小不一的块状或细小颗粒状，鲜红色或暗红色，有光泽

采收时间：全年　小贴士：劈开辰砂矿石，取出岩石中夹杂的少数朱砂

別名：玄石　　性味：性寒，味咸　　来源：氧化物类矿物尖晶石族磁铁矿的矿石

磁石

○ 功效主治及应用：磁石具有定惊明目、安神平喘的功效，常用于惊悸失眠、头晕目眩、耳鸣耳聋、肾虚、视力模糊、气喘等症。取 200 克神曲、100 克磁石、50 克光明砂，一同研制成末，和蜂蜜调成丸，每次服用 30 丸，每天 3 次，可改善肾虚、视物昏花。

○ 生长习性：常产于岩浆岩、变质岩中，海滨沙中也常存在。

○ 分布：山东、河北、河南、辽宁、黑龙江、内蒙古、湖北、云南、广东、四川、山西、江苏和安徽等地。

○ 药用宜忌：反牡丹、莽草，畏黄石脂。

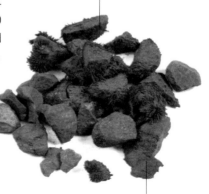

块状集合体，呈不规则块状或略带方形，多具棱角

灰黑色或棕褐色，具金属光泽

采收时间：全年　小贴士：开采后，除去杂石，选择吸铁能力强者入药

別名：红枣、小枣、枣子
性味：性温，味甘　来源：鼠李科植物枣的成熟果实

大枣

◑ **功效主治及应用：** 大枣具有补中益气、疏肝宁心、祛风解郁、健脾温胃的功效，常用于高血压、过敏性紫癜、贫血、肝炎等症。取 1 枚大枣、1 枚斑蝥，一同炖煮，去蝥，空腹以白汤送服，可缓解反胃吐食。取 10 枚大枣，蒸软去核，加入 5 克人参，用棉布包裹蒸烂，做成丸服用，可补气血。

◑ **生长习性：** 比较抗旱，需水不多，适合生长在贫瘠的土壤。

◑ **分布：** 全国各地，主产于河南、河北、山东、山西、陕西、甘肃、内蒙古。

◑ **药用宜忌：** 凡有湿痰、积滞、齿病、虫病者，均不宜服。

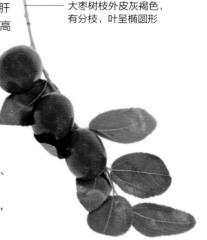

大枣树枝外皮灰褐色，有分枝，叶呈椭圆形

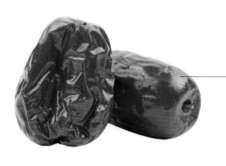

表面暗红色，略带光泽

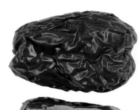

断面蓬松，呈气眼海绵状

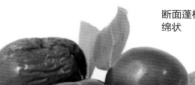

果实椭圆形或圆形，长 2~3.5 厘米，直径 1.5~2.5 厘米

采收时间：秋季　　小贴士： 采摘成熟果实晒干或烘烤至皮软再晒干

別名：育沛、虎珀、江珠、兽魄、顿牟
性味：性平，味甘　　来源：松科松属植物的树脂，埋藏地下经年久转化而成的化石样物质

琥珀

⊙ 功效主治及应用：琥珀具有镇惊安神、活血散淤、利尿通淋的功效，常用于小便不利、心烦失眠、癫狂、尿血等症。取各 5 克的琥珀、防风和 2.5 克朱砂，一同研制成末，用猪乳调和服用，可缓解小儿胎惊。取适量的琥珀，研制成末，每次以灯心草、薄荷煎汤送服 10 克，可改善小便溺血。取适量的琥珀，研制成末，点目中，可缓解目中翳。

⊙ 生长习性：耐寒，对热量要求较低。

⊙ 分布：云南、河南、广西、福建、贵州和辽宁等地。

⊙ 药用宜忌：阴虚内热及无淤滞者忌服。

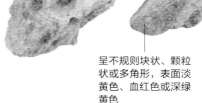

质硬而脆，有光泽，近于透明

呈不规则块状、颗粒状或多角形，表面淡黄色、血红色或深绿黄色

采收时间：全年　｜　小贴士：从地层或煤层中挖出后，除去砂石、泥土等杂质

別名：五花龙骨　　性味：性平，味甘、涩　　来源：古代大型哺乳类动物的骨骼化石

龙骨

⊙ 功效主治及应用：龙骨具有清心安神、敛疮止汗的功效，常用于赤白带下、遗精遗尿、心烦失眠、盗汗、崩漏等症。不仅如此，龙骨还具有促进血凝、抑制骨骼肌兴奋的作用。

⊙ 生长习性：龙骨为古代哺乳动物如象类、犀牛类等骨骼的化石。

⊙ 分布：四川、山西、山东、河北、内蒙古、河南、陕西、甘肃和青海等地。

⊙ 药用宜忌：有湿热、实邪者忌服。畏石膏。

表面白色、灰白色或浅棕色，较光滑，有的具纵纹裂隙或棕色条纹和斑点

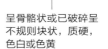

呈骨骼状或已破碎呈不规则块状，质硬，色白或色黄

采收时间：全年　｜　小贴士：骨质酥脆，出土后，露置空气中极易破碎，常用毛边纸粘贴

別名：大有芪、西芪、黑皮芪、正口芪、白皮芪、川芪、红芪

性味：性微温，味甘　来源：豆科植物蒙古黄芪或膜荚黄芪的干燥根

黄芪

○ **功效主治及应用**：黄芪具有补中益气、敛疮生肌的功效，常用于肾炎水肿、气血虚弱、糖尿病、子宫脱垂、溃疡、久泻脱肛等症。取30克黄芪、50克木兰，一同研制成末，每次以酒送服少许，可缓解酒疸黄疾。取10克黄芪，用2碗水煮至1碗，温服，可改善小便不利。取200克黄芪、50克甘草，一同研制成末，每次用热水送服10克，可缓解咯血咳脓、咽喉干痒。

○ **生长习性**：生于向阳草地及山坡。

○ **分布**：内蒙古、山西、黑龙江等地。

○ **药用宜忌**：内有积滞、疮疡者不宜用。

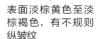

表面淡棕黄色至淡棕褐色，有不规则纵皱纹

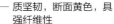

质坚韧，断面黄色，具强纤维性

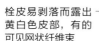

栓皮易剥落而露出黄白色皮部，有的可见网状纤维束

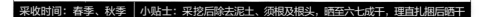

采收时间：春季、秋季　小贴士：采挖后除去泥土、须根及根头，晒至六七成干，理直扎捆后晒干

别名：枣仁、酸枣核
性味：性平，味甘、酸　来源：鼠李科酸枣的干燥成熟种子

酸枣仁

○ 功效主治及应用：酸枣仁具有安神定惊、养肝止汗的功效，常用于心烦失眠、惊悸、口渴等症。取 40 克酸枣仁、1 克甘草、2 克知母、2 克茯苓、2 克川芎，一同用 160 毫升水煮至 60 毫升，一次服用，可改善虚烦不眠。取 50 克酸枣仁，炒熟后捣制成散，每次以竹叶汤送服 10 克，不计时候，可缓解心悸失眠、睡卧不安。

○ 生长习性：生长于阳坡或干燥瘠土处，常形成灌木丛。

○ 分布：辽宁、陕西、河北等地。

○ 药用宜忌：凡有实邪及滑泄者慎服。

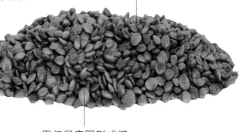

一面较平坦，中央有一条隆起线或纵纹，另一面微隆起，边缘略薄，先端有明显的种脐

果仁呈扁圆形或椭圆形，表面赤褐色至紫褐色，光滑

采收时间：秋末冬初 ┃ 小贴士：采收成熟果实，除去果肉及核壳，收集种子，晒干

別名：侧柏子　性味：味甘，性平　来源：柏科植物侧柏的种仁

柏子仁

○ 功效主治及应用：柏子仁具有安神定惊、润肠通便的功效，常用于心悸失眠、便秘、遗精、盗汗等症。用各 100 克的柏子仁、半夏曲，各 50 克的牡蛎、人参、白术、麻黄根、五味子，25 克的麦麸，一同炒熟后制成末，和枣肉做成丸，每次以空心米汤送服 50 丸，每天 2 次，可止汗、退热、进饮食。

○ 生长习性：生于湿润肥沃地，石灰岩石地也有生长。

○ 分布：山东、河南、河北、陕西、湖北、甘肃和云南等地。

○ 药用宜忌：便溏及痰多者忌服。

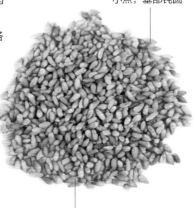

外有膜质内种皮，顶端尖，有棕色小点，基部钝圆

种仁略呈卵形，表面黄白色至淡黄棕色

采收时间：冬初 ┃ 小贴士：种子成熟时收采，晒干，压碎种皮，筛净，阴干

別名：蜜脾、龙眼干

性味：性温，味甘　　来源：无患子科植物龙眼的假种皮

龙眼肉

⊙ **功效主治及应用**：龙眼肉具有补血宁神、养心健脾的功效，常用于健忘、心悸失眠、血虚、气血不足等症。用各50克的白术、茯苓、黄芪、龙眼肉、酸枣仁（炒），各25克的人参、木香、12.5克的炙甘草，切碎，每次取200克，用水、5片生姜、1枚大枣煎煮除渣，温服，可改善健忘、思虑过度、劳心伤脾。

⊙ **生长习性**：喜高温多湿，耐旱，耐酸，耐瘠，忌浸，在红壤丘陵地、旱平地生长良好。

⊙ **分布**：福建、台湾、广东、广西、云南、贵州和四川等地。

⊙ **药用宜忌**：内有痰火及湿滞停饮者忌服。

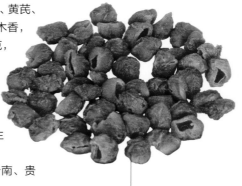

表面黄棕色，半透明

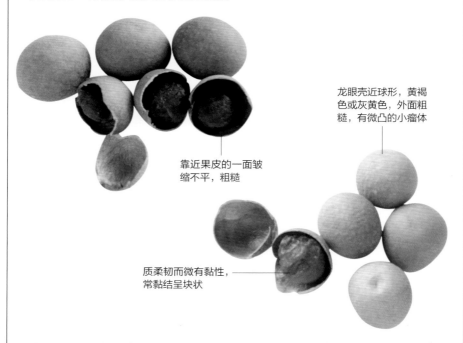

龙眼壳近球形，黄褐色或灰黄色，外面粗糙，有微凸的小瘤体

靠近果皮的一面皱缩不平，粗糙

质柔韧而微有黏性，常黏结呈块状

采收时间：7~10月　**小贴士：** 果实成熟时采摘，烘干或晒干，剥去果皮，取其假种皮

別名：蕀蒬、蕀菀，苦远志
性味：性温，味苦、辛　　来源：远志科远志属远志或卵叶远志的干燥根

远志

◎ 功效主治及应用：远志具有安神定惊、化痰解郁的功效，常用于毒疮脓肿、心悸失眠、梦遗、痰多咳嗽、健忘等症。用各 50 克的远志、菖蒲，捣制过筛，每次用水煎服 15 克，可改善久心痛。取适量的远志，研制成末，每次以米汤送服 5 克，每天 2 次，可缓解神经衰弱、健忘、心悸失眠、多梦等症状。

◎ 生长习性：生于向阳山坡或路旁。

◎ 分布：东北、华北、西北地区及华南地区。

◎ 药用宜忌：心肾有火、阴虚阳亢者以及有胃炎或胃溃疡者忌服。

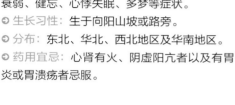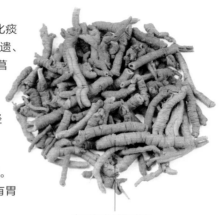

表面灰色或灰黄色，全体有密而深陷的横皱纹

采收时间：春季出苗前或秋季地上部分枯萎后 | **小贴士：取根部，去残基及泥土，阴干或晒干**

別名：合昏皮　　性味：性平，味甘　　来源：豆科植物合欢的干燥树皮

合欢皮

◎ 功效主治及应用：合欢皮具有安神定惊、活血消肿的功效，常用于毒疮脓肿、骨折、淋巴结核、心悸失眠等症。取 200 克合欢皮，炒干，研制成末，取 15 克，同各 5 克的麝香、乳香一起，用温酒调和服用，可缓解跌打损伤、筋骨疼痛。用各适量的合欢皮、白蔹，一同用水煎服，可改善肺痈久不敛口。取适量的合欢皮，捣制成末，和以釜底煤，用生油调和涂于患处，可缓解蜘蛛疮。

◎ 生长习性：生长于山坡、路旁，常栽培于庭园。

◎ 分布：全国大部分地区。

◎ 药用宜忌：孕妇慎用。

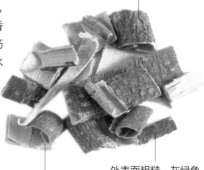

干燥的树皮呈筒状或半筒状

外表面粗糙，灰绿色或灰褐色，散布横、纵皱纹

内表面淡棕色或淡黄色，有细密纵纹

采收时间：夏季、秋季 | **小贴士：剥下树皮，晒干，置于通风干燥处保存**

别名：鬼盖、人衔、神草、人微、土精、血参、地精、海腴、汤参
性味：性平，味甘、微苦　　来源：五加科植物人参的根

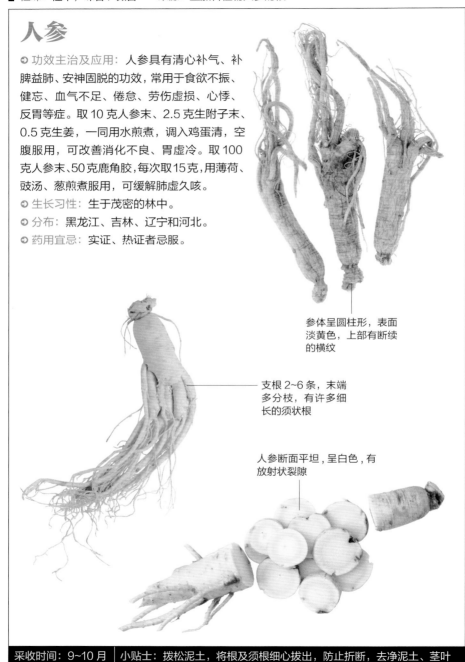

人参

◎ 功效主治及应用：人参具有清心补气、补脾益肺、安神固脱的功效，常用于食欲不振、健忘、血气不足、倦怠、劳伤虚损、心悸、反胃等症。取10克人参末、2.5克生附子末、0.5克生姜，一同用水煎煮，调入鸡蛋清，空腹服用，可改善消化不良、胃虚冷。取100克人参末、50克鹿角胶，每次取15克，用薄荷、豉汤、葱煎煮服用，可缓解肺虚久咳。

◎ 生长习性：生于茂密的林中。

◎ 分布：黑龙江、吉林、辽宁和河北。

◎ 药用宜忌：实证、热证者忌服。

参体呈圆柱形，表面淡黄色，上部有断续的横纹

支根2~6条，末端多分枝，有许多细长的须状根

人参断面平坦，呈白色，有放射状裂隙

采收时间：9~10月　　小贴士：拨松泥土，将根及须根细心拨出，防止折断，去净泥土、茎叶

别名：西洋人参、洋参、西参、花旗参、广东人参

性味：性凉，味甘、微苦　　来源：五加科植物西洋参的根

西洋参

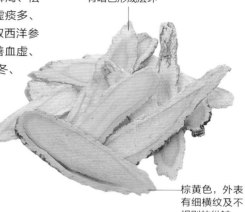

断面平坦，淡黄色，
有暗色形成层环

○ **功效主治及应用**：西洋参具有散热解渴、祛火养阴、补气温胃的功效，常用于肺虚痰多、吐血、内热干渴、咳喘、气虚等症。取西洋参配当归、熟地黄、白芍、赤芍，可改善血虚、阴虚、体弱无力。取西洋参配石斛、麦冬、沙参可改善阴虚、缓解干渴。

○ **生长习性**：生长于海拔 1000 米左右的山地，适应生长在森林沙壤土。

○ **分布**：北京怀柔与长白山等地。

○ **药用宜忌**：不宜与藜芦同用。

棕黄色，外表
有细横纹及不
规则的纵皱

采收时间：秋季　｜　小贴士：选取生长 3~6 年的根，挖采后除去分枝、须尾，切片，晒干

别名：川党参　　性味：性平，味甘　　来源：桔梗科植物党参、素花党参或川党参的根

党参

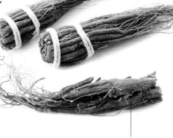

根头下有致密的环状
横纹，向下渐稀疏

○ **功效主治及应用**：党参具有补气健脾、润肺的功效，常用于便血、气血不足、疲倦无力等症。取 10 克党参，各 7.5 克的炙黄芪、白术、肉豆蔻、茯苓，10 克怀山药，3 克升麻，3.5 克炙甘草，加 2 片生姜或 2.5 克制附子一同用水煎服，可改善泄泻痢疾、气虚脱肛等。

○ **生长习性**：生于山地灌木丛中及林缘。

○ **分布**：河北、河南、山西、陕西、甘肃、内蒙古和青海等地。

○ **药用宜忌**：不能与藜芦或含藜芦制品同服。

呈长圆柱形，稍弯曲，
表面黄棕色至灰棕色

采收时间：秋季　｜　小贴士：采挖洗净后晒干，置于通风干燥处保存

肉苁蓉

⊙ **功效主治及应用：**肉苁蓉具有补肾壮阳、润肠利水、固精益血的功效，常用于便秘、腰酸膝软、阳痿、宫寒不孕、筋骨无力等症。取1000 克肉苁蓉，用酒浸泡 3 日，切碎晒干，研制成末，一半用醇酒煎煮成膏，与另一半肉苁蓉末调和制成丸，每次空腹用温酒或米汤送服 20 丸，可缓解下部虚损、腹内疼痛。取适量的肉苁蓉、鳝鱼，研制成末，用黄精酒调和制成丸服用，可强筋健骨。

⊙ **生长习性：**生于盐碱地、干河沟沙地、戈壁滩一带。

⊙ **分布：**内蒙古、陕西、甘肃、宁夏和新疆等地。

⊙ **药用宜忌：**胃弱便溏、阴虚火旺者忌服。

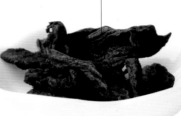

呈圆柱状而稍扁，一端略细，稍弯曲

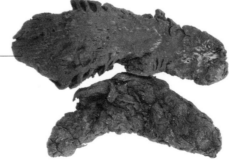

质坚实，微有韧性，肉质而带油性，不易折断，断面棕色，有花白点或裂隙

表面灰棕色或褐色，密被肥厚的肉质鳞片，呈覆瓦状排列

采收时间：春季　小贴士：苗未出土或刚出土时采挖，除去花序，切段，晒干

别名：孩儿参、童参
性味：性平，性甘、微苦　　来源：石竹科植物异叶假繁缕的块根

太子参

◎ 功效主治及应用：太子参具有补中益气、润肺健脾的功效，常用于食欲不振、阴虚、疲倦无力、肺燥干渴、病后虚弱等症。取 6 克北五味子，12 克麦冬，各 9 克的太子参、茯苓、茯神，各 9 克的桂圆肉、当归，12 克生龙骨，18 克生牡蛎，6 克炙远志，各 15 克的柏子仁、炒枣仁，30 克夜交藤，2.5 克炙甘草，一同用水煎服，每天 1 剂，可改善虚证不寐。

◎ 生长习性：生于林下富腐殖质的深厚土壤中。

◎ 分布：江苏、安徽、山东等地。

◎ 药用宜忌：痰阻湿滞者不宜用。

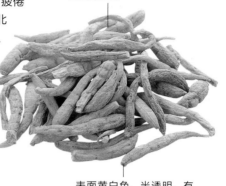

干燥块根呈细长条形或长纺锤形，根头钝圆，下端渐细如鼠尾

表面黄白色，半透明，有细皱纹及凹下的须根痕

采收时间：夏季 | 小贴士：茎叶大部分枯萎时采挖，洗净，除去须根，晒干

别名：山芥　　性味：性温，味苦、甘　　来源：菊科植物白术的根茎

白术

◎ 功效主治及应用：白术具有补中益气、润肺健脾、安胎养胃的功效，常用于痰多、小便不利、食欲不振、虚弱无力、身体虚肿、头晕、胎气不稳等症。用各 500 克的白术、菟丝子，一同用酒浸泡后晒干，研制成末，和蜜做成丸，每次服用 15 克，可改善消化不良、身体虚弱。取 100 克白术，200 克陈皮，研制成末，用酒调制成丸，每次用木香汤送服 30 丸，可缓解脾虚胀满。

◎ 生长习性：生于山区丘陵地带。

◎ 分布：浙江、湖北、湖南等地。

◎ 药用宜忌：不能与含藜芦制品同服。

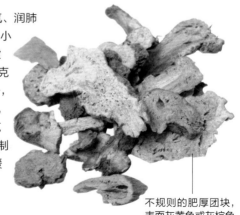

不规则的肥厚团块，表面灰黄色或灰棕色，有瘤状突起及断续的纵皱和沟纹

采收时间：冬季 | 小贴士：采挖后除去茎叶和泥土，烘干或晒干，再除去须根即可

别名：怀山药、淮山药、麻山药
性味：性平，味甘　　来源：薯蓣科植物薯蓣的根茎

山药

○ **功效主治及应用**：山药具有补中益气、润肺健脾、清热补肾的功效，常用于痢疾、遗精、食欲不振、遗尿、虚劳咳嗽、赤白带下、尿频等症。取适量的山药，一半炒熟一半为生，研制成末，每次以米汤送服 6~10 克，每天 2 次，可缓解心腹虚胀、食欲不振。取 15 克山药、6 克黄连，一同用水煎服，可改善口渴尿多。

○ **生长习性**：生于山坡、山谷林下，溪边、路旁灌丛中或杂草中。

○ **分布**：河南、河北、湖南及江南等地。

○ **药用宜忌**：感冒、湿热、实邪及肠胃积滞者忌用。

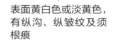

表面黄白色或淡黄色，有纵沟、纵皱纹及须根痕

断面白色，有黏性

略呈圆柱形，弯曲而稍扁

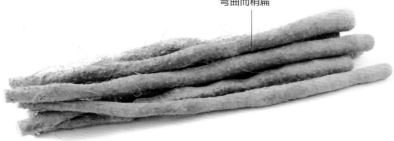

采收时间：霜降之后　│　小贴士：采挖后刮去外皮，晒干或烘干称为"毛山药"

別名：火镰扁豆、峨眉豆、扁豆子、茶豆
性味：性微温，味甘　　来源：豆科植物扁豆的成熟种子

白扁豆

○ 功效主治及应用：白扁豆具有补中益气、健脾化湿的功效，常用于赤白带下、胸闷腹胀、食欲不振、脾胃虚弱、暑湿吐泻等症。用各10克的白扁豆、厚朴、香薷，白扁豆和厚朴炒熟，和香薷一起用水煎煮，加入少许酒，不计时候服用，可缓解口燥咽干、吐泻。

○ 生长习性：种子适宜发芽的温度为22~23℃。植株能耐35℃左右高温，根系发达强大、耐旱力强。

○ 分布：江苏、河南、安徽等地。

○ 药用宜忌：患寒热病者、患疟者忌用。

表面淡黄白色或淡黄色，一侧边缘有隆起的白色半月形种阜

种子扁椭圆形或扁卵圆形，质坚硬

采收时间：9~10 月 | **小贴士：摘取成熟果实，晒干，收集种子，生用或微炒用**

別名：蜜糖　　性味：性平，味甘　　来源：蜜蜂科昆虫中华蜜蜂或意大利蜜蜂所酿成的蜜

蜂蜜

○ 功效主治及应用：蜂蜜具有补气润肺、止痛排毒的功效，常用于便秘、水火烫伤、口疮、肺热咳嗽等症。用各 2000 克的杏仁和 2000 毫升的生姜汁，各 1000 克的饴糖、蜂蜜，30 克猪膏，先用猪膏煎杏仁，熟后把杏仁捣烂，加生姜汁、蜂蜜、饴糖同煎制成丸，每天6~7 次，可改善咳嗽、气喘、吐血。

○ 生长习性：群体生活的社会性昆虫。

○ 分布：全国大部分地区。

○ 药用宜忌：痰湿内蕴、中满痞胀及肠滑泄泻者忌服。

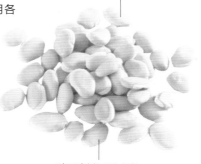

冬季易变成不透明状，并有葡萄糖的结晶析出，状如鱼子

为稠厚的液体，淡黄色至橘黄色，半透明，有光泽

采收时间：春至秋季 | **小贴士：天然的含有活性酶的蜂蜜不能加热至 60℃以上**

別名：冬虫草、菌虫草、虫草
性味：性温，味甘　来源：麦角菌科冬虫夏草菌寄生在昆虫幼虫上的子座及幼虫尸体的复合体

冬虫夏草

⊙ 功效主治及应用：冬虫夏草具有补肾壮阳、化痰止血、润肺的功效，常用于阳痿、遗精、腰膝酸痛、咳嗽、虚喘、咯血等症。取 5 枚冬虫夏草，1 只老雄鸭，洗净内部，把药放入鸭中，加入酱油、酒等炖煮至烂食用，可改善病后虚损。取 50 克冬虫夏草，炖肉或炖鸡食用，可缓解贫血、阳痿遗精。取 50 克冬虫夏草，与老雄鸭蒸煮服用，可缓解虚喘。

⊙ 生长习性：海拔 3800 米以上的雪山草甸上。

⊙ 分布：主产于青海、西藏、四川、云南、甘肃和贵州等地的高寒地带和雪山草原。

⊙ 药用宜忌：有表邪者慎用。

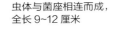

虫体与菌座相连而成，全长 9~12 厘米

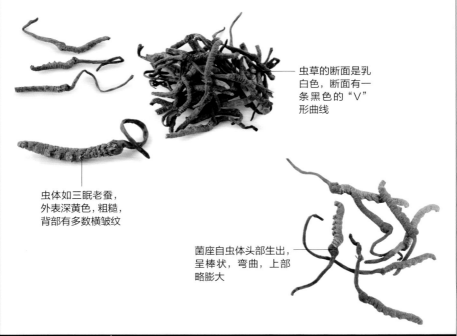

虫草的断面是乳白色，断面有一条黑色的"∨"形曲线

虫体如三眠老蚕，外表深黄色，粗糙，背部有多数横皱纹

菌座自虫体头部生出，呈棒状，弯曲，上部略膨大

采收时间：夏至前后　小贴士：挖取后晒至六七成干，除去似纤维状的附着物及杂质，晒干

別名：斑龙珠
性味：性温，味甘、咸　　来源：鹿科动物梅花鹿或马鹿的雄鹿未骨化密生茸毛的幼角

鹿茸

◯ 功效主治及应用：鹿茸具有补肾壮阳、
强筋健骨、固精血、解毒的功效，常用于
疲倦无力、腰酸膝冷、崩漏、阳痿、宫冷不
孕、身体瘦弱等症。用各 50 克的鹿茸、附
子，切碎，加入 10 片生姜用水煎煮，除渣，
分 4 次服用，可改善肢体倦乏、潮热自汗、
身体虚弱、精血不足。

◯ 生长习性：栖息于针叶及阔叶的混交林、山
地草原和森林边缘。

◯ 分布：东北、西北以及西南地区。

◯ 药用宜忌：阴虚阳盛及发热者忌用。

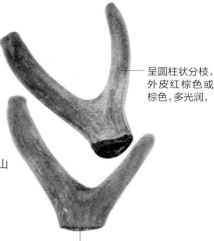

呈圆柱状分枝，
外皮红棕色或
棕色，多光润，

锯口深褐色，外围无
骨质，中部密布细孔

采收时间：夏季、秋季　**小贴士：雄鹿从第 3 年开始锯茸，每年可采收 1~2 次**

別名：巴戟　　性味：性微温，味辛、甘　　来源：茜草科植物巴戟天的根

巴戟天

◯ 功效主治及应用：巴戟天具有补肾壮阳、祛
风强筋的功效，常用于尿频、子宫虚冷、腰酸
膝痛、风寒湿痹、小腹冷痛、阳痿等症。取
150 克巴戟天，300 克良姜，500 克紫金藤，
100 克盐，各 200 克的肉桂、吴茱萸，
一同研制成末，用酒糊成丸，每次以盐
汤送服 20 丸，每天 2 次，于中午、晚睡
前服用，可改善子宫虚冷、月经不调、
赤白带下。

◯ 生长习性：野生于山谷、溪边或山林下。

◯ 分布：广东、广西、福建等地。

◯ 药用宜忌：阴虚火旺及有热者忌服。

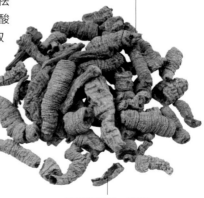

干燥的根呈弯曲扁
圆柱形或圆柱形

表面灰黄色，有粗
而不深的纵皱纹及
深陷的横纹

采收时间：全年　**小贴士：采挖后洗净泥土，除去须根，晒至六七成干，轻轻捶扁，晒干**

别名：蜜草、甜草、甜甘草、粉甘草、灵通、国老
性味：性平，味甘　　来源：豆科甘草、胀果甘草或光果甘草的干燥根及根茎

甘草

○ **功效主治及应用：**甘草具有补中益气、散热排毒、化痰止咳、调和诸药的功效，常用于四肢疼痛、脾胃虚弱、咽喉肿痛、胃痛、毒疮脓肿、气虚少血、黄疸等症。取 200 克炙甘草、100 克干姜，一同研制成末，用 3 升水煮至 1.5 升，除渣温服，可缓解肺痿吐涎沫而不咳者症状。取 100 克甘草，用猪胆汁浸泡 5 天，捞出炒熟，捣制成末，和蜜做成丸，每次饭后用薄荷汤送服 15 丸，可缓解肺热咳嗽。

○ **生长习性：**生于向阳干燥的钙质草原、河岸沙质土壤里。

○ **分布：**内蒙古、新疆、甘肃等地。

○ **药用宜忌：**不宜与大戟、芫花、甘遂、海藻同用。实证中满腹胀者忌服。

茎圆柱形，直径 3~7 毫米

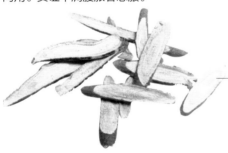

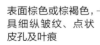

质坚硬，不易折断，断面黄白色或淡黄绿色，髓部明显，白色

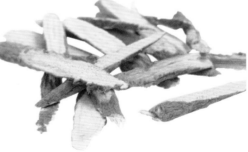

表面棕色或棕褐色，具细纵皱纹、点状皮孔及叶痕

采收时间：春季、秋季　**小贴士：采挖后除去须根，晒干，置于通风干燥处**

別名: 仙灵脾、刚前
性味: 性温，味辛、甘　　来源: 小檗科植物淫羊藿和箭叶淫羊藿或柔毛淫羊藿的全草

淫羊藿

○ 功效主治及应用: 淫羊藿具有补肾壮阳、祛风除湿的功效，常用于风湿痹痛、四肢麻木、高血压、阳痿遗精、筋骨痿软等症。用各 50 克的川芎、淫羊藿、威灵仙、桂心、苍耳子，一同捣制为散，每次以温酒送服 5 克，可缓解四肢疼痛。用各等份的淫羊藿、生王瓜，一同研制成末，每次以茶送服 5 克，每天 2 次，可改善目昏生翳。

○ 生长习性: 生长于多荫蔽的树林及灌丛中。

○ 分布: 陕西、辽宁、山西、湖北、四川等地。

○ 药用宜忌: 孕妇慎用。

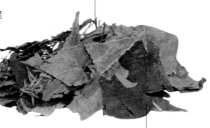

干燥茎呈细长圆柱形，中空，棕色或黄色，具纵棱

叶片呈卵状心形，黄绿色至灰绿色，中脉及细脉均突出

采收时间: 夏季、秋季　　**小贴士: 茎叶茂盛时采割，除去粗梗及杂质，晒干或阴干**

別名: 仙茅根　　性味: 性热，味辛　　来源: 石蒜科植物仙茅的根茎

仙茅

○ 功效主治及应用: 仙茅具有补肾壮阳、强筋健骨、祛风散湿的功效，常用于腰酸膝冷、阳痿遗精、筋骨痿软、阳虚冷泄等症。取 100 克仙茅，100 克苍术，各 50 克的枸杞子、车前子，各 40 克的白茯苓、茴香、柏子仁，各 20 克的生地黄、熟地黄，一同研制成末，用酒糊成丸，每次以温酒送服 50 丸，每天 2 次，可强筋骨、明目、壮精神。

○ 生长习性: 野生于平原荒草地向阳处，或混生在山坡茅草及疏林矮草丛中。

○ 分布: 西南及长江以南各省。

○ 药用宜忌: 阴虚火旺者忌服。

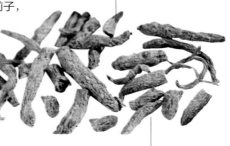

表面棕褐色或黑褐色，粗糙，皱缩不平，有细密而不连续的横纹

干燥根茎为圆柱形，略弯曲，两端平

采收时间: 初春、秋末　　**小贴士: 采挖后洗净泥土，除去须根，晒至六七成干，轻轻捶扁，晒干**

蛤蚧

功效主治及应用： 蛤蚧具有补肾壮阳、固精
益血、补气止咳的功效，常用于肾虚、阳气不
足、精血亏虚、阳痿、肺虚等症。取 1 对蛤蚧
（洗净，用酒和蜜涂匀炒熟）、1 株人参，捣
制成末，与 200 克熔蜡调和制成 6 个饼，每次
用 150 毫升糯米粥送服 1 饼，可缓解肺虚咳嗽、
四肢水肿。

生长习性： 多栖于山岩及树洞中，或居于墙
壁上，昼伏夜出，动作敏捷。

分布： 广东、广西、云南和
贵州等地。

药用宜忌： 外感风寒喘嗽者忌服。

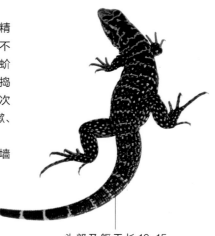

头部及躯干长 10~15
厘米，尾长 10~14 厘米，
腹背部宽 6~10 厘米

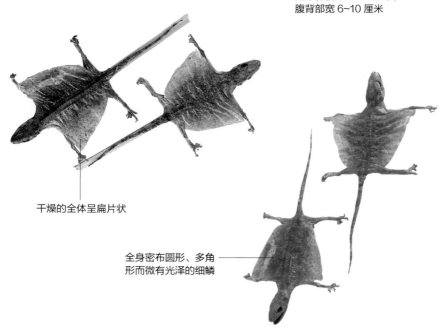

干燥的全体呈扁片状

全身密布圆形、多角
形而微有光泽的细鳞

采收时间：全年　小贴士：捕捉后去内脏，拭净，用竹片撑开，使全体扁平须直，低温干燥

別名：破骨纸、破故纸、婆固脂、黑故子、胡韭子
性味：性温，味辛、苦　来源：豆科植物补骨脂的成熟果实

补骨脂

○ 功效主治及应用：补骨脂具有补肾壮阳、止泻止痛的功效，常用于肾虚气喘、阳痿遗精、尿频、泄泻、腰膝冷痛等症。取 50 克补骨脂（炒制），200 克罂粟壳，研制成末，和蜜做成丸，每次取 1 丸，用水化开，加入 2 片生姜，1 枚大枣，煎服，分 4 次服用，可改善赤白痢疾、水泻。

○ 生长习性：喜温暖湿润、阳光充足的环境。

○ 分布：河南、安徽、广东、陕西、山西、江西、四川、云南和贵州等地。

○ 药用宜忌：阴虚火旺者忌服。

顶端圆钝，有一小突起，凹侧有果梗痕

肾形，略扁，表面黑色、黑褐色或灰褐色，具细微网状皱纹

采收时间：秋季 ┃ 小贴士：果实成熟时采收，晒干，取出果实，除去杂质

別名：益智　性味：性温，味辛　来源：姜科益智的干燥成熟果实

益智仁

○ 功效主治及应用：益智仁具有补肾壮阳、健脾止泻的功效，常用于遗尿、尿频、小腹冷痛、脾寒早泄、遗精等症。取 200 克川乌、100 克益智仁、25 克干姜、150 克青皮，一同捣制为散，每次取 15 克，加入 5 片生姜、2 枚大枣，一同用水煮，除渣，饭前温服，可改善伤寒、呕吐、腹泻、手足厥冷、胀满腹痛。

○ 生长习性：生于阴湿林下。

○ 分布：海南、广东、广西等地。

○ 药用宜忌：阴虚火旺或因热而患遗精、崩漏者忌服。

干燥果实呈纺锤形或椭圆形，外皮红棕色至灰棕色，有纵向隆起线

种子集结成团，分 3 瓣，表面灰褐色或灰黄色

采收时间：夏季、秋季 ┃ 小贴士：果实由绿变红时采收，晒干或低温干燥

别名：胡桃仁、胡桃肉
性味：性温，味甘　来源：胡桃科植物胡桃果实的核仁

核桃仁

◎ 功效主治及应用：核桃仁具有补肾壮阳、固精益血、化痰止咳、润肠止燥的功效，常用于足膝痿弱、便秘、肾虚、虚寒咳嗽等症。取 100 克鲜核桃仁、10 克蜂蜜，捣制拌匀入消毒瓷瓶密封备用，每次以温开水送服 1 汤匙，每天 2~3 次，可缓解神经衰弱、慢性咳嗽。取 500 克核桃仁，用麻油炸核桃仁至酥脆，沥油捞出食用，每天服用 50 克，可缓解泌尿结石。

◎ 生长习性：生于较湿润的肥沃土壤中。

◎ 分布：河北、北京、山西和山东等地。

◎ 药用宜忌：阴虚火旺、脾虚及有稀便、腹泻症状者忌用。

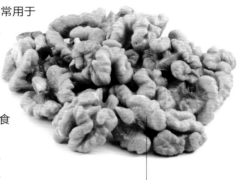

内果皮坚硬，有皱纹，呈大脑形，大多破碎成规则块状

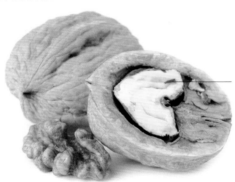

断面乳白色或黄白色，富油质

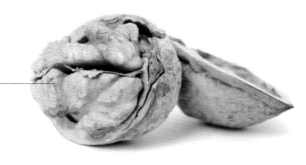

由两片呈脑状的子叶构成，凹凸不平，表面淡棕色或深棕色

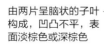

采收时间：9~10 月　｜　小贴士：采收果实后除去肉质果皮，敲破果壳，取出种子

别名：不老药、锈铁棒、地毛球、黄骨狼、锁严子
性味：性温，味甘　来源：锁阳科锁阳的干燥肉质茎

锁阳

◎ 功效主治及应用：锁阳具有补肾壮阳、润肠通便的功效，常用于便秘、腰痛膝软、尿血、阳痿等症。用各 25 克的锁阳、桑葚，用水煎煮取浓汁，和以 50 克蜂蜜，分两次服用，可改善气弱阴虚、便秘。用各等份的锁阳、肉苁蓉、龙骨、桑螵蛸、茯苓，一同研制成末，和蜜制成丸，每天 2 次，每次服用 15 克，可改善肾虚遗精、阳痿。

◎ 生长习性：生长于干燥多沙地带，多寄生于白刺的根上。

◎ 分布：新疆、甘肃、青海、内蒙古和宁夏等地。

◎ 药用宜忌：泄泻、阳易举而精不固、大便滑、火盛便秘、心虚气胀者皆禁用。

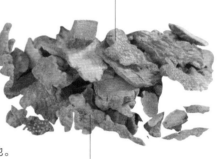

呈扁圆柱形，表面红棕色至深棕色，皱缩不平

质坚硬，不易折断，断面略显颗粒性，棕色而柔润

采收时间：春季　| 小贴士：挖出后除去花序，置沙滩中半埋半露，晒干即成

别名：腽肭脐　　性味：性热，味咸　　来源：海狗科动物海狗或海豹科动物海豹的阴茎和睾丸

海狗肾

◎ 功效主治及应用：海狗肾具有补肾壮阳、固精强筋的功效，常用于身体虚弱、腰酸膝冷、精气不足、失眠健忘、疲倦无力、性欲下降等症。取 1 对海狗肾，各 100 克的天雄、附子、川乌、阳起石、钟乳粉，50 克鹿茸，各适量的独体朱砂、人参、沉香，一同研制成末，加入少许酒，调和制成丸，每次空腹以盐酒或盐汤送服 70 丸，可缓解五劳七伤。

◎ 生长习性：生活于寒带或温带海洋中。

◎ 分布：渤海及黄海沿岸。

◎ 药用宜忌：阴虚火炽、骨蒸、虚劳咳嗽者忌服。

外表黄棕色或黄色，杂有褐色斑块

长圆柱形，先端较细，后端有一长圆形、干瘪的囊状物

采收时间：春季　| 小贴士：冰裂时捕捉割取，干燥，洗净，切段或片；干燥，滑石粉炒后用

海马

○ **功效主治及应用：** 海马具有补肾壮阳、消肿化淤的功效，常用于跌打肿痛、阳痿、遗尿、肾虚、毒疮脓肿、气虚咳喘等症。取50克木香，1对海马，各100克的大黄、青橘皮、白牵牛，49粒巴豆，用童便浸泡青橘皮至软，后用青橘皮包巴豆，用线系紧，再次入童便内浸泡7日，炒黄，取出青橘皮，去掉巴豆，再将青橘皮与其余药捣制过筛，每次取100克，用水煎煮，除渣后于晚睡前服用，可改善腹内积块胀痛。

○ **生长习性：** 喜栖于藻丛或海韭菜繁生的潮下带海区。

○ **分布：** 广东、福建、台湾和海南等地。

○ **药用宜忌：** 孕妇及阴虚火旺者忌服。

体呈长条形，略弯曲或卷曲，长10~25厘米

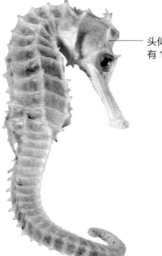

头似马头，具管状长嘴，有1对深陷的眼睛

表面黄白色或灰棕色，略有光泽，密生突起的横纹，边缘有齿，背部有鳍

上部粗而扁方，下部细而方，尾端略尖而弯曲

采收时间：夏季、秋季　｜　小贴士：捕捞后洗净，晒干；或除去皮膜及内脏，晒干

別名：胞衣、混沌皮、混元丹、胎衣、混沌衣
性味：性温，味甘、咸　　来源：健康产妇的胎盘

紫河车

○ 功效主治及应用：紫河车具有补肾壮阳、固精益血的功效，常用于食欲不振、气虚体弱、阳痿遗精、劳累无力、胸闷气短、咳嗽气喘、不孕乳少等症。取 1 具紫河车、25 克白茯苓、50 克人参、100 克干山药一同研制成末，用面糊调和制成丸，每次空腹以米汤或五味子汤送服 50 丸，可改善气虚体弱、肾虚。

○ 生长习性：产妇分娩时，底蜕膜的海绵层与子宫壁分离，将胎盘及胎膜排出。

○ 分布：全国各地。

○ 药用宜忌：凡有表邪及实证者禁服，脾虚湿困纳呆者慎服，阴虚火旺者不宜单独服用。

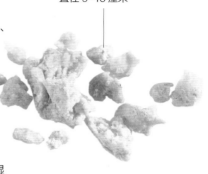

外形为不规则的类圆形或椭圆形碟状，直径 9~16 厘米

采收时间：全年 | 小贴士：取胎盘先以多量凉水泡约 3 个小时，再换水洗 3 次，去净污物

別名：菟丝实　　性味：性平，味甘、辛　　来源：旋花科菟丝子属植物菟丝子的成熟种子

菟丝子

○ 功效主治及应用：菟丝子具有补肾壮阳、固精益气、明目养胎的功效，常用于腰酸膝软、阳痿遗精、遗尿、脾肾虚弱、胎动不安、目昏耳鸣等症。用各等份的菟丝子（酒浸）、杜仲（炒熟）一同研磨成浆，用山药糊制成丸，每次以酒或盐汤送服 50 丸，可改善腰痛。

○ 生长习性：寄生于草本植物，生长于田边、荒地及灌木丛间。

○ 分布：全国大部分地区。

○ 药用宜忌：强阳不痿者忌之，大便燥结者亦忌之。孕妇及血崩、阳强、便结、肾脏有火、阴虚火动者禁用。

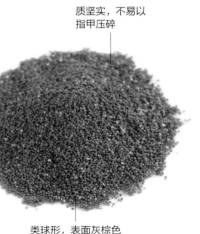

质坚实，不易以指甲压碎

类球形，表面灰棕色或黄棕色，具细密突起的小点

采收时间：秋季 | 小贴士：果实成熟时采收植株，晒干，打下种子，除去杂质用

別名：川石斛、金钗石斛、霍山石斛、枫斗石斛、鲜石斛、黄草
性味：性微寒，味甘　来源：兰科石斛属植物金钗石斛、环草石斛、铁皮石斛等的茎

石斛

○ 功效主治及应用：石斛具有滋阴润燥、温胃止渴的功效，常用于食欲不振、烦热干渴、阴虚、身体虚热等症。取各 8 克的石斛、麦冬、杜仲、枸杞子、牛膝、党参、白芍，各 5 克的五味子、炙甘草，以水煎服，不拘时饮用，有保健强身的作用。石斛、玉竹、麦冬、北沙参各 15 克，乌梅 5 枚，水煎取汁，加入适量冰糖，代茶饮用，对热病伤阴、口干思饮等症有较好的疗效。

○ 生长习性：附生于高山岩石或树干上。

○ 分布：四川、贵州、云南、湖北和广西等地。

○ 药用宜忌：虚而无火者忌用。

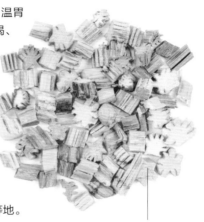

表面黄绿色，有纵纹

采收时间：全年 | 小贴士：干用时用开水略烫或烘软，再边搓边烘晒，至叶鞘搓净，干燥

別名：鸡头参　性味：性平，味甘　来源：百合科植物滇黄精、黄精或多花黄精的干燥根茎

黄精

○ 功效主治及应用：黄精具有滋阴润燥、补肾健脾的功效，常用于食欲不振、阴虚、肺热干渴、疲倦无力、气血不足、肺虚咳嗽等症。用各等份的枸杞子、黄精，研制成末，和蜜做成丸，每次空腹以温水送服 50 丸，可补气固精。

○ 生长习性：生于荒山坡及山地杂木林或灌木丛的边缘。

○ 分布：黑龙江、吉林、辽宁、河北、山东、江苏、河南、山西、陕西和内蒙古等地。

○ 药用宜忌：中寒泄泻、痰湿痞满气滞者忌服。

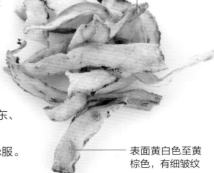

断面淡棕色，呈半透明角质样或蜡质状，并有多数黄白色小点

表面黄白色至黄棕色，有细皱纹

采收时间：春季、秋季 | 小贴士：采挖后除去须根，洗净，置沸水中略烫或蒸至透心，干燥

别名：沙苑蒺藜、同州白蒺藜、沙苑蒺藜子、潼蒺藜、沙蒺藜、夏黄草
性味：性温，味甘　来源：豆科植物扁茎黄芪的干燥成熟种子

沙苑子

◎ 功效主治及应用：沙苑子具有补肾壮阳、固精益气、明目的功效，常用于遗精早泄、腰酸膝痛、肾虚肝弱、遗尿、赤白带下等症。用各100克的沙苑子（炒）、芡实（蒸）、莲须，各50克的龙骨（炙）、牡蛎（盐水煮1日1夜，煅粉），一同研制成浆，用莲子粉糊成丸，每次以盐汤送服，可改善遗精。取50克沙苑子，用水煎服，每天2次，可缓解肾虚腰痛。

◎ 生长习性：生于山野、路旁。

◎ 分布：辽宁、吉林、河北、陕西、甘肃、山西和内蒙古等地。

◎ 药用宜忌：相火炽盛、阳强易举及小便不利者忌服。

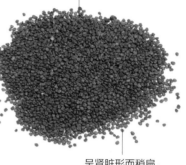

一边微向内凹陷，在凹入处有明显的种脐

呈肾脏形而稍扁，表面灰褐色或绿褐色，光滑

采收时间：秋末冬初 | **小贴士：果实成熟而尚未开裂时连茎割下，晒干后打下种子，晒干**

别名：思仙　性味：性温，味甘　来源：杜仲科植物杜仲的干燥树皮

杜仲

◎ 功效主治及应用：杜仲具有补肾壮阳、强筋健骨、安胎的功效，常用于腰酸膝冷、胎动不安、血压升高、足膝痿弱、遗尿等症。用各500克的杜仲、五味子，切碎分成14剂，每次用1升水煮1剂，煮至300毫升左右，除渣取汁，与3个羊肾同煮，每次以盐、醋送服，可缓解腰痛。

◎ 生长习性：生于山地林中。

◎ 分布：四川、云南、贵州、湖北等地。

◎ 药用宜忌：阴虚火旺者慎服。

质脆，易折断，断面有细密、银白色、富弹性的橡胶丝相连

呈板片状或两边稍向内卷，大小不一

采收时间：清明至夏至 | **小贴士：选取生长15~20年的植株，剥下树皮，刨去粗皮，晒干**

別名：韭子、炒韭菜子
性味：性温，味辛、甘　　来源：百合科植物韭菜的干燥成熟种子

韭菜子

◎ 功效主治及应用：韭菜子具有补肾壮阳、固精补肝的功效，常用于遗尿、阳痿、遗精、腰酸膝痛、赤白带下等症。取 10 克炒车前子、6 克韭菜子（炒黄）、3 个桃仁、30 克薏苡仁，一同用水煎煮成粥，每天 1 次，连服 10~15 天，适用于前列腺疾病患者。用各适量的韭菜子、女贞子、菟丝子、枸杞子、五味子、覆盆子、巴戟天、淫羊藿、蛇床子、鹿角霜，一同用水煎服，每天 1 剂，可以补肾壮阳。

◎ 生长习性：适应性强，抗寒耐热，喜欢在阴湿肥沃的环境生长。

◎ 分布：全国各地。

◎ 药用宜忌：阴虚火旺者忌服。

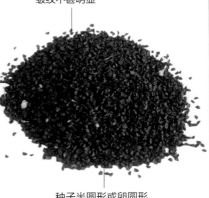

一面凸起，粗糙，有细密的网状皱纹，另一面微凹，皱纹不甚明显

种子半圆形或卵圆形，略扁，表面黑色

采收时间：秋季　小贴士：果实成熟时采收，晒干，搓出种子，除去杂质

別名：驴皮胶　　性味：性平，味甘　　来源：马科动物驴的皮经煎煮、浓缩制成的固体胶

阿胶

◎ 功效主治及应用：阿胶具有补血滋阴、润肺止血的功效，常用于咯血、吐血、月经不调、心悸失眠、便血、尿血、崩漏、眩晕等症。取 50 克阿胶、100 克人参，一同捣制成末，每次取 15 克，用豉汤煎煮，放入少量葱白，煮成 3 沸，温时服用，可缓解咳嗽。

◎ 生长习性：栖息于 3600~5400 米间的高原草地、高寒荒漠草原和山地荒漠带。

◎ 分布：山东、河北、浙江、河南和江苏等地。

◎ 药用宜忌：性黏腻，有碍消化，胃虚便溏者不宜用。

长方形或方形块，黑褐色，有光泽

质硬而脆，断面光亮，碎片对光照视呈棕色半透明状

采收时间：全年　小贴士：以琥珀色、透明、无臭味者为佳

別名：干归、秦哪、西当归、当归身、涵归尾、当归曲、土当归
性味：性温，味甘、辛　　来源：伞形科植物当归的根

当归

◎ 功效主治及应用：当归具有补血调经、润肠止痛的功效，常用于血虚、跌打损伤、月经不调、闭经痛经、崩漏、便秘、痢疾、毒疮脓肿等症。用各等份的当归（酒浸，炒熟）、白芍药、熟干地黄（用酒蒸熟）、川芎，一同研制成末，每次取 15 克用水煎服，于饭前空腹服用，可缓解月经不调、胎动不安、崩漏、小腹冷痛。

◎ 生长习性：生于高寒多雨山区。

◎ 分布：甘肃、四川、云南、陕西、贵州和湖北等地。

◎ 药用宜忌：湿阻中满及大便溏泄者慎服。

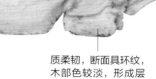

质柔韧，断面具环纹，木部色较淡，形成层环黄棕色

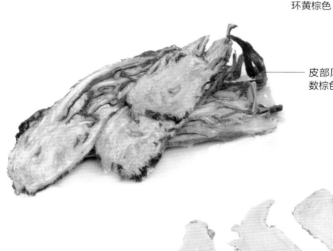

皮部厚，有裂隙及多数棕色点状分泌腔

略呈圆柱形，表面黄棕色至棕褐色，具纵皱纹及横长皮孔

采收时间：秋末　｜　小贴士：挖取根部，放在通风处阴干几天，再用微火熏至干透即可

別名：金芍药、白芍药
性味：性微寒，味苦、酸　　来源：毛茛科多年生草本植物芍药的根

白芍

○ 功效主治及应用：白芍具有补血止痛、补肝调中的功效，常用于阴虚发热、泄泻腹痛、月经不调、崩漏、赤白带下、自汗盗汗等症。取50克白芍，各25克的当归、黄连、黄芩，各10克的槟榔、甘草、木香，15克大黄，12.5克官桂，切碎，每次取25克，用水煎服，可缓解大便出血。

○ 生长习性：生于山坡、山谷的灌木丛或草丛中。

○ 分布：黑龙江、吉林、辽宁、河北、河南、山东、山西、陕西和内蒙古等地。

○ 药用宜忌：虚寒腹痛泄泻者忌服。反藜芦。

断面灰白色或微带棕色，木部放射线呈菊花心状

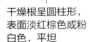

干燥根呈圆柱形，表面淡红棕色或粉白色，平坦

采收时间：夏季、秋季　｜　小贴士：采挖后刮去粗皮，入沸水中略煮，使芍根发软，捞出晒干

別名：熟地　　性味：性微温，味甘　　来源：玄参科植物地黄的块根，经加工蒸晒而成

熟地黄

○ 功效主治及应用：熟地黄熟具有补血养阴、填精益髓的功效，常用于月经不调、遗精、阴虚、崩漏、腰膝酸痛、耳聋目眩等症。用各等份的熟地黄、当归一同焙制研成末，和蜂蜜制成丸，每次饭前以白汤送服30粒，可改善腹胁疼痛、血虚、食欲不振、月经不调。

○ 生长习性：生于山坡、田埂、路旁。

○ 分布：河南、辽宁、河北、山东和浙江等地。

○ 药用宜忌：脾胃虚弱、气滞痰多、腹满便溏者忌服。

不规则的块状，内外均呈漆黑色，外表皱缩不平

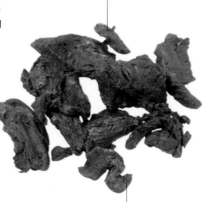

质柔软，黏性甚大

采收时间：秋季　｜　小贴士：干地黄加黄酒30%拌和，入蒸器中蒸至内外黑润，取出晒干

別名：野苗、交茎、交藤、夜合、桃柳藤
性味：性微温，味苦、甘、涩　来源：蓼科植物何首乌的干燥块根

何首乌

○ 功效主治及应用：何首乌具有补血养肾、祛风益肝的功效，常用于遗精、腰酸膝软、痈疽肿痛、筋骨疼痛、血虚头晕、痢疾、肾虚肝弱等症。取各 500 克的何首乌、牛膝，用 1 升好酒浸泡 7 天，晒干，研制成末，和蜜做成丸，每次空腹用酒送服 30~50 丸，可改善骨软风、腰膝疼痛。取适量的何首乌，研制成末，和鳖血做成丸，用朱砂包裹，发作时于凌晨 3 点至 5 点以白汤送服 2 丸，可改善久疟阴虚、热多寒少。

○ 生长习性：生长于草坡、路边、山坡及灌木丛中。

○ 分布：全国大部分地区。

○ 药用宜忌：大便溏泄及湿痰较重者不宜服用。

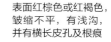

表面红棕色或红褐色，皱缩不平，有浅沟，并有横长皮孔及根痕

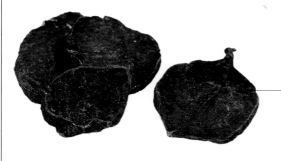

体重，质坚实，不易折断，断面浅黄棕色或浅红棕色，显粉性

呈团块状或不规则纺锤形，长 6~15 厘米，直径 4~12 厘米

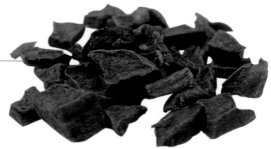

采收时间：春季、秋季　小贴士：栽后 3~4 年后采挖，切去两端，大者对半剖开，或切厚片，晒干

别名：莱阳参、海沙参、银沙参、辽沙参
性味：性微寒，味甘、微苦　来源：伞形科植物珊瑚菜的干燥根

北沙参

○ **功效主治及应用**：北沙参具有补气滋阴、润肺化痰的功效，常用于阴虚、肺热咳嗽、口渴、咽喉干痒等症。用各 200 克的北沙参、麦冬、知母、川贝母、熟地黄、鳖甲、地骨皮，做成丸或膏状，每天早晚以白汤送服 15 克，可改善咳嗽无痰、阴虚、烦渴。

○ **生长习性**：喜温暖湿润气候，抗旱耐寒，喜沙壤土，忌水浸。

○ **分布**：辽宁、河北、山东、江苏、浙江、广东、福建和台湾等地。

○ **药用宜忌**：风寒作嗽及肺胃虚寒者忌服。

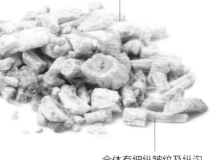

呈细长圆柱形，偶有分枝，淡黄白色，略粗糙

全体有细纵皱纹及纵沟，并有棕黄色点状细根痕

采收时间：7~8 月或 9 月下旬　｜　**小贴士**：除去地上茎及须根，入开水中烫后剥去外皮，晒干

别名：沙参　性味：性微寒，味甘　来源：桔梗科植物轮叶沙参或沙参的根

南沙参

○ **功效主治及应用**：南沙参具有滋阴润肺、化痰补气的功效，常用于咳嗽无痰、脾胃虚弱、阴虚、燥热等症。取 15 克南沙参、5 克生甘草、10 克玉竹、7.5 克桑叶、15 克麦冬、5 克生扁豆、5 克花粉，用 2 升水煮至 1 升左右服用，可改善肺阴虚、燥热咳嗽。

○ **生长习性**：多生长于山野的阳坡草丛中。

○ **分布**：东北和河北、山东、河南、安徽、江苏、浙江、广东和江西等地。

○ **药用宜忌**：不能与含藜芦制品同服。风寒咳嗽者忌服。

表面黄白色至棕色，有横纹，断面黄白色，有纵皱

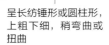

呈长纺锤形或圆柱形，上粗下细，稍弯曲或扭曲

采收时间：春季、秋季　｜　**小贴士**：采挖后除去须根，洗后趁新鲜刮去粗皮，干燥

百合

○ 功效主治及应用：百合具有滋阴润肺、宁心安神的功效，常用于肺热咳嗽、心悸失眠、阴虚、脚气、水肿、热病后有余热等症。用各等份的款冬花、百合，一同研制成末，和蜜做成丸，晚睡前以姜汤送服 1 丸，可治疗咳嗽、痰中带血。取 100 克百合、200 克白及、100 克蛤粉、100 克百部，一同研制成末，和蜜做成丸，每天 3 次，每次一丸，可缓解咯血、支气管扩张症状。

○ 生长习性：生长于土壤深肥的林边或草丛中。

○ 分布：全国各地。

○ 药用宜忌：风寒咳嗽、中寒便溏者忌服。

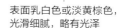

表面乳白色或淡黄棕色，光滑细腻，略有光泽

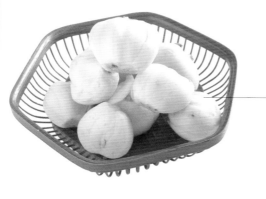

鲜百合的球茎是白色的，鳞片一层一层包裹着

百合花也很美，颜色多白色，漏斗形，观赏价值高

麦冬

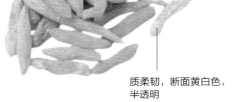

呈纺锤形，两端略尖，表面黄白色或淡黄色，有细纵纹

◎ **功效主治及应用**：麦冬具有滋阴宁神、润肺止咳的功效，常用于咯血、肺痈、吐血、肺热干渴、便秘、虚劳烦热等症。用各适量的生麦冬汁、生刺蓟汁、生地黄汁，调和暖热，每服 150 毫升以 5 克伏龙肝末调和，可缓解吐血、衄血不止。

◎ **生长习性**：生长于溪沟岸边或山坡树林下。

◎ **分布**：四川、浙江、江苏等地。

◎ **药用宜忌**：风寒感冒、痰饮湿浊、脾胃虚寒、泄泻患者均忌服。

质柔韧，断面黄白色，半透明

采收时间：夏季 ｜ **小贴士**：采挖后洗净，反复暴晒、堆置，至七八成干，除去须根，干燥

■ 别名：葳蕤　　性味：性微寒，味甘　　来源：百合科植物玉竹的根茎

玉竹

◎ **功效主治及应用**：玉竹具有滋阴润肺、宁神止渴的功效，常用于尿频、虚热干渴、食多易饥、阴虚等症。取 15 克沙参，各 25 克的细生地、麦冬，5 克冰糖，7.5 克玉竹，一同用 2 升水煎煮至 1 升，分 2 次服用，可缓解阴虚燥热。

◎ **生长习性**：生于山野林下或石隙间，喜阴湿处。

◎ **分布**：湖南、河南、江苏等地。

◎ **药用宜忌**：胃有痰湿气滞者忌服。

表面黄白色或淡黄棕色，半透明，具纵皱纹

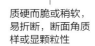

质硬而脆或稍软，易折断，断面角质样或显颗粒性

采收时间：秋季 ｜ **小贴士**：将鲜玉竹蒸透后，边晒边揉，至柔软而透明时再晒干

别名：雪耳、白木耳

性味：性平，味甘、淡　　来源：真菌类银耳科银耳属银耳的子实体

银耳

◑ 功效主治及应用：银耳具有滋阴润燥、补肾润肺、活血温胃、美容养颜、提神补脑的功效，常用于身体虚弱、肺热咳嗽、津少口渴、气短无力、痰中带血等症。取各10克的银耳、竹参，5克淫羊藿，将银耳和竹参用冷水泡发，取出后加入冰糖、猪油拌匀置于碗内，把淫羊藿捣碎放入碗中，一同蒸煮，服用时去淫羊藿渣滓，竹参、银耳连汤内服，可润肺止咳。

◑ 生长习性：寄生于腐朽的树木上。

◑ 分布：四川、贵州、云南、江苏、浙江、广西、福建、湖北和陕西等地。

◑ 药用宜忌：风寒咳嗽者忌用。

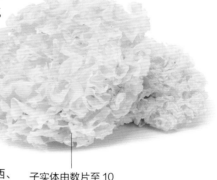

子实体由数片至10余片薄而多褶皱的瓣片组成

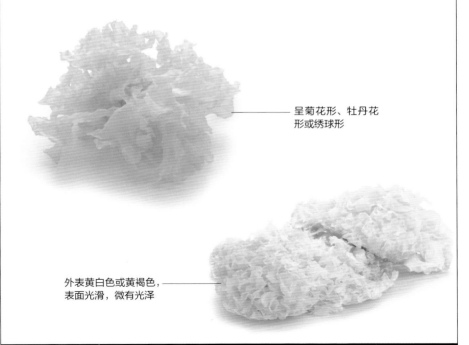

呈菊花形、牡丹花形或绣球形

外表黄白色或黄褐色，表面光滑，微有光泽

采收时间：4~9月　小贴士：采摘时宜在早晚或阴雨天，用竹刀将银耳刮入竹笼中，淘净晒干

別名：桑果
性味：性寒，味甘、酸　　来源：桑科植物桑的果穗

桑葚

○ 功效主治及应用：桑葚具有滋阴润燥、补血止渴的功效，常用于阴虚燥热、干渴、心悸失眠、头晕目眩、便秘等症。取100克桑葚，用水煎服，可治疗失眠、便秘。取200克桑葚，捣烂取汁，滤渣后煎煮成膏，每天3次，每次用白汤送服1小匙，适用于淋巴结核患者。取适量的桑葚，用手绢包裹风干，伏天研制成末，每次用热酒送服15克，可缓解阴虚腹痛。

○ 生长习性：喜光，对气候、土壤适应性都很强，耐寒，耐旱，不耐水湿。

○ 分布：江苏、浙江、湖南和四川等地。

○ 药用宜忌：脾胃虚寒作泄者忌服。

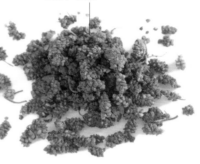

干燥果穗呈长圆形，果穗由30~60个瘦果聚合而成，瘦果卵圆形，稍扁

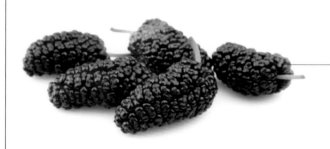

鲜果长圆形，长1~2厘米，直径5~8毫米

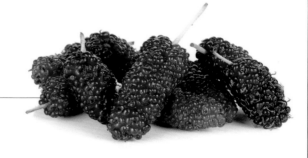

鲜果黄棕色、棕红色至暗紫色，有短果序梗

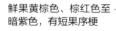

採收时间：4~6月 ┃ 小贴士：果实变红时采收，晒干，或略蒸后晒干

别名：枸忌、枸杞果、狗牙子
性味：性平，味甘　来源：茄科植物宁夏枸杞的成熟果实

枸杞子

⊙ **功效主治及应用**：枸杞子具有滋阴润燥、补肝肾、明目的功效，常用于虚劳咳嗽、头晕目眩、阴虚、肝肾亏虚、腰酸膝软、干渴、遗精等症。用各适量的熟地黄、山萸肉、茯苓、山药、丹皮、泽泻、枸杞子、菊花，一同捣碎，和蜜做成丸，每次空腹以温酒或盐汤送服 39~50 丸，可改善肝肾不足、头晕目眩。取 150 克枸杞子，各 100 克的干地黄、天门冬，一同捣烂晒干，和蜜做成丸，每天 2 次服用，可缓解劳伤虚损。

⊙ **生长习性**：生长于山坡、田埂或丘陵地带。

⊙ **分布**：主产于宁夏、新疆、内蒙古，其中宁夏产的最好。

⊙ **药用宜忌**：外邪实热、脾虚有湿及泄泻者不宜服用。

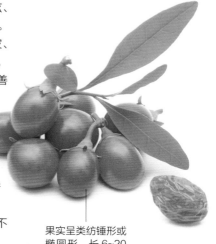

果实呈类纺锤形或椭圆形，长 6~20 毫米

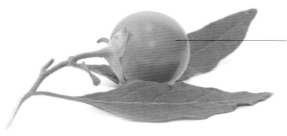

表面红色或暗红色，顶端有小凸起状的花柱痕，基部有白色的果柄痕

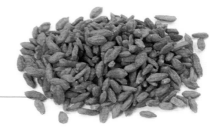

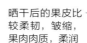
晒干后的果皮比较柔韧，皱缩，果肉肉质，柔润

采收时间：夏季、秋季　**小贴士**：果实成熟时采摘，除去果柄，置阴凉处晾至果皮起皱纹后再晒干

女贞子

◎ **功效主治及应用：** 女贞子具有补肾滋阴、强腰膝的功效，常用于腰酸膝软、头晕目眩、阴虚内热、耳鸣耳聋等症。用各100克的女贞子、鳢肠、桑葚，一同用水煎服，可缓解神经衰弱，或取100克女贞子，用200毫升米酒浸泡，每天酌量服用，亦可缓解神经衰弱症状。取20克女贞子，各30克的生地、龟板，各10克的当归、茯苓、石斛、花粉、萆薢、牛膝、车前子，3枚大淡菜，一同用水煎服，可改善腰酸膝软、燥热。

◎ **生长习性：** 生长于山野。

◎ **分布：** 浙江、江苏、湖南等地。

◎ **药用宜忌：** 脾胃虚寒泄泻及阳虚者忌服。

干燥果实卵形或椭圆球形，有的微弯曲

外皮蓝黑色，具皱纹，两端尖

采收时间： 冬季　**小贴士：** 果实成熟时采摘，除去枝叶晒干，或将果实略熏后，晒干。

黑芝麻

◎ **功效主治及应用：** 黑芝麻具有补肾滋阴、固精润燥的功效，常用于血虚、干渴、便秘、精血不足、头晕眼花、须发早白等症。用各等量的黑芝麻、核桃仁、桑葚，一同捣烂，和蜜调匀，每天3次，每次空腹服用2小匙，可缓解肝肾虚弱引起的眩晕。

◎ **生长习性：** 喜稍阴环境，种子小，根系浅，最适合在微酸至中性的疏松土壤中种植。

◎ **分布：** 全国各地。

◎ **药用宜忌：** 脾胃虚寒作泄者忌服。

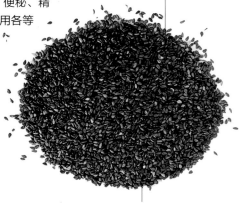

种子扁卵圆形，表面黑色，平滑或有网状皱纹，先端有棕色点状种脐

种皮薄，白色或黑色，富油性

采收时间： 秋季　**小贴士：** 果实成熟时采割植株晒干，打下种子，再晒干。

别名： 木菌、光木耳、树耳、木蛾、黑菜
性味： 性平，味甘　　**来源：** 黑木耳属担子菌纲木耳目的食用真菌

黑木耳

○ **功效主治及应用：** 黑木耳具有补血滋阴、润肺止痛的功效，常用于肺虚咳嗽、咯血、崩漏、血虚、痔疮出血等症。黑木耳的茸毛含有丰富的糖分，有抗癌防癌的功效，含铁量也很高，能及时补充人体的铁质，木耳还是天然的补血佳品。

○ **生长习性：** 生长于栎、杨、榕、槐等120多种阔叶树的腐木上，丛生，常屋瓦状叠生。

○ **分布：** 全国各地。

○ **药用宜忌：** 肠胃功能较弱者忌食。

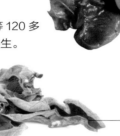

褐色，略呈耳状、叶状或杯状，湿润时半透明

干燥时收缩变为脆硬的角质至近革质

采收时间： 4~9月　｜　**小贴士：** 黑木耳贮藏适温为0℃，相对湿度95%以上为宜

别名： 接骨草、川断　　**性味：** 性微温，味苦、辛　　**来源：** 川续断科植物川续断的干燥根

续断

○ **功效主治及应用：** 续断具有补肾壮阳、固精益血、强筋健骨的功效，常用于跌打肿伤、赤白带下、遗精、腰酸膝痛、胎动不安、毒疮脓肿、足膝痿弱等症。取100克续断，各50克的补骨脂、牛膝、木瓜、萆薢、杜仲，一同研制成末，和蜂蜜做成丸，每次空腹以无灰酒送服，可缓解腰背酸痛、足膝腿软。用各100克的续断、杜仲，一同研制成末，和枣肉一同蒸煮，捣烂制成丸，每次以米汤送服30丸，可缓解妊娠胎动。

○ **生长习性：** 土壤肥沃、潮湿的山坡、草地。

○ **分布：** 江西、湖北、湖南、广西和四川等地。

○ **药用宜忌：** 风湿热痹者。

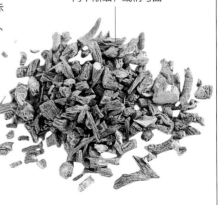

干燥根呈长圆柱形，向下渐细，或稍弯曲

采收时间： 8~10月　｜　**小贴士：** 采挖后洗净泥沙，除去根头、尾梢及细根，阴干或烤干

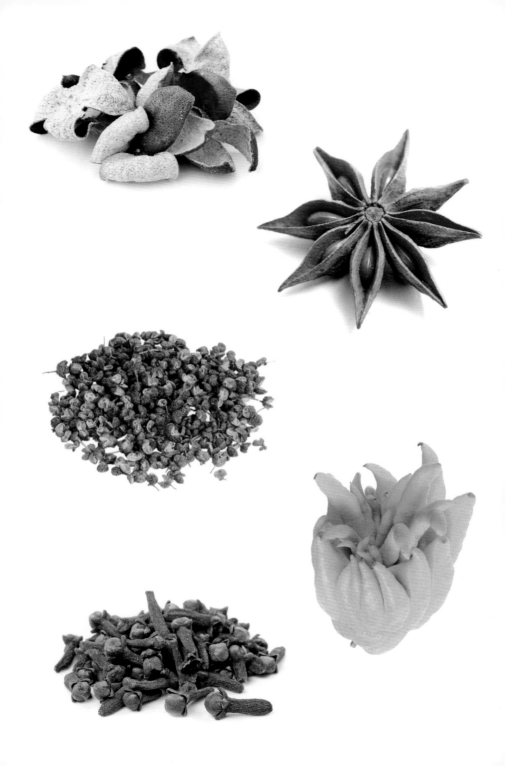

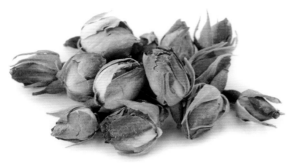

第四章
温中理气类

凡能温和脾胃、调理气分疾病的药物，
称为温中理气类药物，适用于脾胃受寒、
腹中冷痛、肝郁气滞、脾胃气滞等症。
温中类药物多味辛而性温热，
因其辛散温通、偏走脏腑而能温里散寒。
理气药多性温，味辛香、苦，
因其辛香行散，苦能降泄，温能通行，
故有疏机理气、疏肝解郁等作用。
温中理气类常用药物有花椒、玫瑰花等。

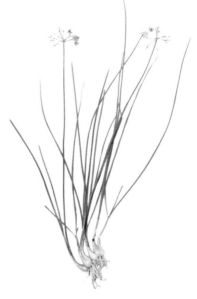

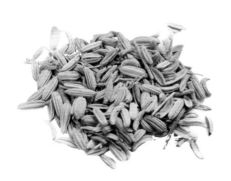

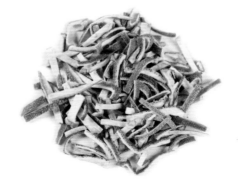

别名：穰香、穰香子、茴香子、土茴香、野茴香、谷茴香、谷香、香子
性味：性温，味辛　　**来源**：伞形科茴香属植物茴香的干燥成熟果实

小茴香

◎ **功效主治及应用**：小茴香具有温胃化气、益
肾护肝的功效，常用于肾虚、小腹冷痛、呕吐、
泄泻、腰痛、痛经等症。取 50 克小茴香、
25 克枳壳，一同研制成末，每次以盐
汤送服 10 克，可缓解胁下疼痛。取
50 克杏仁、25 克葱白、50 克小茴香，
一同研制成末，每次空腹以温核桃酒
送服 15 克，可改善小肠气痛。

◎ **生长习性**：喜温暖，抗旱怕涝，应选
择土层深厚，盐脱良好，通透性强，排水好
的沙壤土或轻沙壤土中种植。

◎ **分布**：全国各地。

◎ **药用宜忌**：阴虚火旺者慎服。

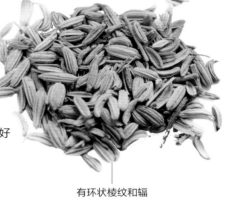

有环状棱纹和辐
射状皱纹

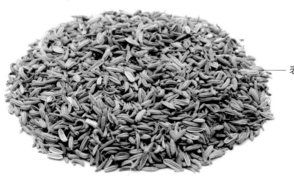

表面黄绿色或淡黄色

长椭圆形，两端略尖 ——

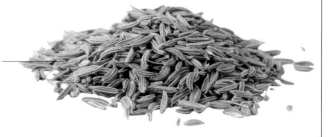

采收时间：8~10 月 ｜ **小贴士**：果实呈黄绿色，并有淡黑色纵线时，选晴天割取地上部分

别名：五毒棍、川乌、刀附、天雄
性味：性热，味辛、甘　　来源：毛茛科乌头属植物乌头的子根的加工品

附子

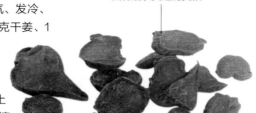

○ 功效主治及应用：附子具有祛寒除湿、扶阳助气的功效，常用于身体水肿、脚气、发冷、风寒湿痹等症。取 100 克甘草、75 克干姜、1 枚附子，用 3 升水煮至 2 升，除渣，分 2 次服用，可缓解手足厥冷、发热畏寒。

顶端有凹陷的芽痕，周围有瘤状突起的支根

○ 生长习性：喜温暖湿润气候，在土层深厚、疏松、肥沃、排水良好的沙壤上栽培。

○ 分布：四川、湖北、湖南等地。

○ 药用宜忌：阴虚阳盛、真热假寒者及孕妇均禁服。

呈圆锥形，表面灰黑色，被盐霜，横切面灰褐色

采收时间：6 月下旬至 8 月上旬 ｜ 小贴士：挖出全株，去泥沙，摘取子根（附子），去掉须根

别名：大桂　　　性味：性大热，味辛、甘　　来源：樟科樟属植物肉桂的干燥树皮

肉桂

○ 功效主治及应用：肉桂具有祛寒除湿、扶阳助气、活血散淤、舒筋络骨的功效，常用于腰酸膝软、身体水肿、肾阳虚弱、四肢寒冷、阳痿遗精、尿少等症。用各等份的肉桂、荜茇、细辛，一同捣制成末，每次取 0.5 克，先含温水一口，再敷药于鼻中，可改善头痛。

内表面红棕色，有细纵纹

○ 生长习性：生于常绿阔叶林中，多为栽培。

○ 分布：福建、广东、广西、海南、云南和台湾等地。

○ 药用宜忌：阴虚火旺、里有实热、血热妄行出血者及孕妇均禁服。畏赤石脂。

呈槽状或卷筒状，外表面灰棕色，稍粗糙

采收时间：8~9 月 ｜ 小贴士：当树龄 10 年以上，韧皮部已积成油层时可采剥

別名：徘徊花、笔头花、湖花、刺玫花
性味：性温，味甘、微苦　来源：蔷薇科蔷薇属植物玫瑰的干燥花蕾

玫瑰花

○ 功效主治及应用：玫瑰花具有疏肝理气、活血调经的功效，常用于胸胁痛、月经不调、痢疾、跌打肿伤、毒疮脓肿、泄泻、肝气郁结等症。取 4~5 朵玫瑰花，9~12 克蚕豆花，一同泡水代茶喝，可缓解肝风头痛。取适量的鲜玫瑰花捣制成汁，加入冰糖炖服，可改善吐血症状。用各 6 克的玫瑰花、黄连，9 克莲子，一同用水煎服，适用于痢疾患者。用各 3 克的玫瑰花和白梅花，泡水代茶喝，可缓解上部食管痉挛、咽中有异物感。

○ 生长习性：耐寒，耐旱，对土壤要求不严，在微碱性土地能生长。

○ 分布：全国各地，以山东、江苏、浙江及广东最多。

○ 药用宜忌：阴虚有火者勿用。

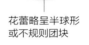

花蕾略呈半球形或不规则团块

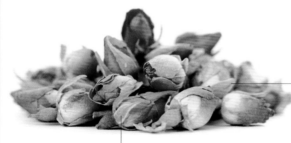

花托半球形，与花萼基部合生

萼片 5，披针形，黄绿色或棕绿色，被有细柔毛

花瓣多皱缩，呈覆瓦状排列，紫红色，有的黄棕色

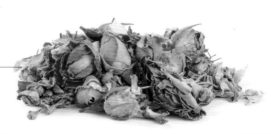

采收时间：5~6 月 ｜ 小贴士：盛花期前采摘已充分膨大但未开放的花蕾，小火烘干或阴干

別名：白姜、均姜、干生姜
性味：性热，味辛　来源：姜科植物姜的干燥根茎

干姜

◎ 功效主治及应用：干姜具有祛寒除湿、扶阳助气、温肺通脉的功效，常用于风寒痹痛、泄泻、小腹冷痛、阴胜厥逆、咳喘、呕吐等症。用各 100 克的干姜、吴茱萸，一同研制成末，每天 2 次，每次以酒送服 5~6 克，可缓解饭后吐酸水。取 400 克大米，各 50 克的干姜、良姜，一同煎煮服用，可改善怕冷、腹胀、气郁心痛。

◎ 生长习性：要求阴湿而温暖的环境，不耐寒，地上部遇霜冻枯死。

◎ 分布：四川、广东、广西、湖南等地。

◎ 药用宜忌：阴虚内热、血热妄行者忌服。孕妇慎服。

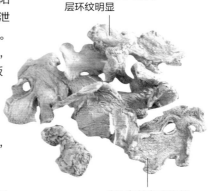

断面黄白或灰白色，粉性或颗粒性，内皮层环纹明显

表面灰棕色或浅黄棕色，粗糙，具纵皱纹及明显的环节

采收时间：冬季　｜　小贴士：茎叶枯萎时挖取，去净茎叶、须根、泥沙，晒干或微火烘干

別名：臭辣子树　性味：性热，味辛、苦　来源：芸香科植物吴茱萸、石虎等的的未成熟果实

吴茱萸

◎ 功效主治及应用：吴茱萸具有祛寒除湿、扶阳助气、清心散郁的功效，常用于痛经、呕吐、泄泻、小腹冷痛、脚气肿痛等症。用各等份的吴茱萸和干姜，一同研制成末，每次以开水送服 5 克，可缓解呕吐吞酸、胃气虚冷。取 300 克黄连，60 克吴茱萸，一同研制成末，加水做成丸，每次以白开水送服 50 丸，适用于肝火旺盛者。

◎ 生长习性：生于低海拔向阳的疏林下或林缘旷地。

◎ 分布：浙江、安徽、福建、湖北、湖南、广东、广西和四川。

◎ 药用宜忌：无寒湿滞气及阴虚火旺者禁服。

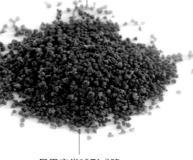

表面暗绿黄色至褐色，粗糙，有点状突起

呈果实类球形或略呈五角状扁球形

采收时间：8~11 月　｜　小贴士：待果实呈茶绿色而心皮未分离时采收

別名：丁子香、雄丁香、公丁香
性味：性温，味辛　来源：桃金娘科丁香属植物丁香的干燥花蕾

丁香

⊙ **功效主治及应用**：丁香具有祛寒除湿、扶阳助气的功效，常用于疥癣、泄泻、痢疾、胃寒、呕吐、小腹冷痛等症。用各 50 克的丁香、半夏，一同研制成末，加姜汁调制成丸，每次以姜汤送服 3~20 丸，可治缓解小儿呕逆。取 15 个丁香，研制成末，加甘蔗汁、姜汁调制成丸，温水吞服，可改善朝食暮吐等病。

⊙ **生长习性**：性喜阳光，稍耐阴，耐寒性强，抗逆性强。

⊙ **分布**：广东、海南等地。

⊙ **药用宜忌**：阳热诸证及阴虚内热者禁服。

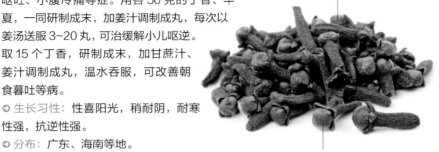

花冠圆球形，覆瓦状抱合，棕褐色或黄褐色

花蕾略呈研棒状

采收时间：9 月至次年 3 月　**小贴士**：花蕾开始时呈白色，渐次变绿色，最后呈鲜红色时采集

別名：良姜　　性味：性热，味辛　　来源：姜科山姜属植物高良姜的干燥根茎

高良姜

⊙ **功效主治及应用**：高良姜具有祛寒助阳、温胃止痛的功效，常用于呕吐、呃逆、小腹冷痛等症。取 50 克高良姜，用 3 升水煮至 1 升服用，可缓解脚气、呕吐。取 250 克高良姜，用 1 升酒煮沸后服用，可治改善霍乱呕吐。

⊙ **生长习性**：生于荒坡灌丛或疏林中。

⊙ **分布**：广东、广西、海南、云南和台湾等地。

⊙ **药用宜忌**：阴虚有热者忌服。

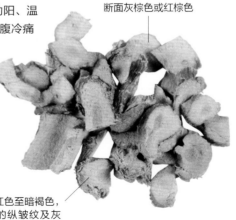

断面灰棕色或红棕色

表面棕红色至暗褐色，有细密的纵皱纹及灰棕色的波状环节

采收时间：夏末秋初　**小贴士**：采挖生长 4~6 年的根茎，除去地上茎、须根及残留鳞片，晒干

别名：檓、大椒、秦椒、蜀椒、南椒、巴椒、陆拨、汉椒

性味：性温，味辛　来源：芸香科花椒属植物青椒或花椒的干燥成熟果皮

花椒

○ **功效主治及应用：** 花椒具有温胃祛湿、止泻止痒的功效，常用于皮肤瘙痒、腹痛、呕吐、泄泻、龋齿、小腹冷痛、咳喘等症。取200 克花椒，炒后研末做成丸，每次以醋汤送服 10 丸，可缓解呃逆不止。取 200 克花椒，炒后用 1 碗酒调和服用，可改善冷虫心痛。

○ **生长习性：** 喜生于阳光充足、温暖肥沃处。

○ **分布：** 全国大部分地区。

○ **药用宜忌：** 阴虚火旺者忌服。孕妇慎服。

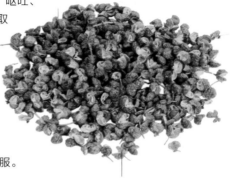

蓇葖果形，沿腹线缝开裂

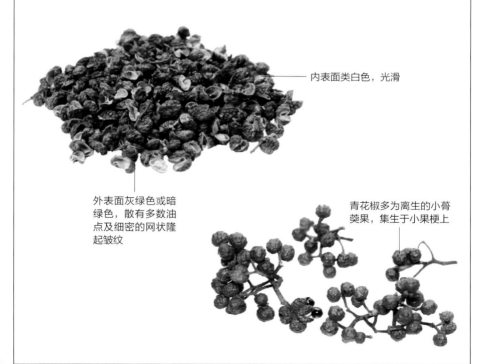

内表面类白色，光滑

外表面灰绿色或暗绿色，散有多数油点及细密的网状隆起皱纹

青花椒多为离生的小蓇葖果，集生于小果梗上

采收时间：9~10 月　｜　小贴士：剪下果穗，摊开晾晒，待果实开裂，果皮与种子分开后，晒干

别名：荜拨、荜拨梨、阿梨诃他、鼠尾
性味：性热，味辛　　**来源**：胡椒科胡椒属植物荜芨的干燥近成熟或成熟的果穗

荜芨

○ **功效主治及应用**：荜芨具有祛寒化气、温胃
止痛的功效，常用于龋齿、冠心病、心痛、小
腹冷痛、呕吐、头痛等症。取 200 克荜芨，
各 300 克的高良姜、干姜，200 克肉桂，
一同研制成末，用水煮至糊状，做成丸，
每次以米汤送服 20 丸，于饭前服用，可
改善伤寒积冷、脏腑虚弱。

○ **生长习性**：生于海拔约 600 米的疏
林中。

○ **分布**：云南东南、西南部，福建、
广东和广西等地。

○ **药用宜忌**：实热郁火、阴虚火旺者均忌服。

断面不整齐，颗粒状

果穗圆柱形，表面黑
褐色或棕色，有斜向
排列整齐的小突起

采收时间：9~10 月　　**小贴士**：果穗由绿变黑时采收，晒干。包装后放阴凉干燥处

别名：三柰子　　**性味**：性温，味辛　　**来源**：姜科山柰属植物山柰的干燥根茎

山柰

○ **功效主治及应用**：山柰具有开胃解毒、温中
止痛的功效，常用于跌打损伤、齿痛、小腹冷痛、
腹胀、泄泻等症。用各等份的山柰、丁香、
当归、甘草，一同研制成末，加醋做成丸，
每次以酒送服 30 丸，可缓解心腹冷痛。
用各等份的山柰、鹰粪、密陀僧、蓖麻子，
一同研制成末，加乳汁调和敷于面部雀斑处，
可逐渐消除面部雀斑。

○ **生长习性**：生于山坡、林下、草丛中，现多
为栽培。

○ **分布**：福建、广东、广西、海南、云南和台
湾等地。

○ **药用宜忌**：阴虚血亏、胃有郁火者禁服。

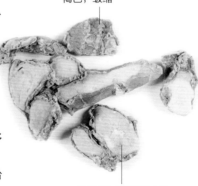

外皮浅褐色或黄
褐色，皱缩

根茎横切片呈圆形或
近圆形，切面类白色，
粉性

采收时间：12 月至翌年 3 月　　**小贴士**：挖取二年生根茎，洗去泥沙，剪去须根

别名：橘皮、贵老、黄橘皮、红皮、橘子皮、广陈皮
性味：性温，味苦、辛　来源：芸香科柑橘属植物橘及其栽培变种的干燥成熟果皮

陈皮

○ 功效主治及应用：陈皮具有行气和胃、止呕化痰的功效，常用于食欲不振、痰多、呕吐、咳嗽、腹胀、胸闷、乳痈、呃逆等症。取 50 克陈皮，焙干研制成末，用 300 毫升水煮至 150 毫升服用，可缓解脏冷食噎。取适量陈皮煮至软，焙干研制成末，每次以温酒送服 10 克，可改善便秘。

○ 生长习性：栽培于丘陵、低山地带、江河湖泊沿岸或平原。

○ 分布：江苏、浙江、安徽、江西、湖北、湖南、广东、广西、海南、四川、贵州、云南和台湾等地。

○ 药用宜忌：气虚、阴虚者慎服。

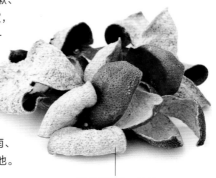

常剥成数瓣，基部相连，有的呈不规则的片状

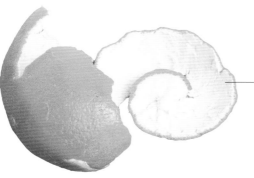

鲜皮内表面浅黄白色，粗糙，附黄白色或黄棕色络状维管束

陈皮外表面橙红色或红棕色，有细皱纹及凹下的点状油室

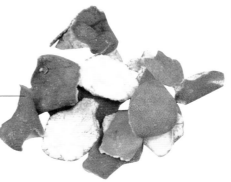

采收时间：9~12 月　小贴士：果实成熟时摘下果实，剥取果皮，阴干或晒干

別名：青橘皮、青柑皮
性味：性温，味苦、辛　　来源：芸香科柑橘属橘及栽培变种的幼果或未成熟果实的干燥果皮

青皮

⊙ **功效主治及应用**：青皮具有行气除滞、开胃疏肝的功效，常用于乳痈、疟疾、疝气、积食不消化、胃胀等症。用各 4 克的青皮、穿山甲、白芷、甘草、贝母，一同研制成末，每次以温酒送服，可预防乳痈、治疗乳痈初发症状。取适量青皮、小茴香，炒香后研制成末，每次空腹以酒送服，可缓解疝气。

⊙ **生长习性**：栽培于丘陵、低山地带、江河湖泊沿岸或平原。

⊙ **分布**：江苏、浙江、安徽、江西、湖北、湖南、广东和广西等地。

⊙ **药用宜忌**：气虚者慎服。

外表面灰绿色或黑绿色，内表面类白色或黄白色，粗糙，附黄白色络状物

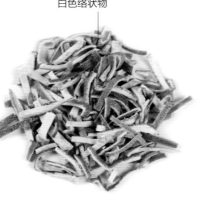

| 采收时间：7~8 月 | 小贴士：采收未成熟的果实，纵剖成四瓣至基部，除尽瓤瓣，晒干 |

別名：鹅眼枳实　　性味：性温，味苦、辛、酸　　来源：芸香科柑橘属酸橙及栽培变种的幼果

枳实

⊙ **功效主治及应用**：枳实具有行气除滞、消胀化痰的功效，常用于胸结、腹胀、食积、便秘、胃下垂、子宫脱垂等症。取 50 克枳实，各 25 克的白芍药、川芎、人参，一同研制成末，每次空腹以姜汤、枣汤或酒送服 10 克，可缓解两胁疼痛。用各等份的枳实、皂荚，一同研制成末，用饭调制成丸，以米汤送服，可改善便秘。

⊙ **生长习性**：耐旱，耐寒，抗病力强。

⊙ **分布**：四川、江西、福建、江苏等地。

⊙ **药用宜忌**：脾胃虚弱者及孕妇慎服。

切面中果皮略隆起，黄白色或黄褐色

外果皮黑绿色或暗棕绿色，具颗粒状突起和皱纹

| 采收时间：5~6 月 | 小贴士：采摘幼果或待其自然脱落后取其幼果，大者横切成两半，晒干 |

木香

○ **功效主治及应用**：木香具有理气调中、除滞止痛的功效，常用于呕吐、泄泻、痢疾、腹胀、胸胁痛等症。用各 50 克的木香、花椒、干姜，捣制成末，用蜡熔制成丸，空腹以温酒送服 7 丸，可缓解胃冷气滞引起的胃胀不消化。

○ **生长习性**：栽培于海拔 2500~4000 米的高山地区，在凉爽的平原和丘陵地区也可以生长。

○ **分布**：湖北、湖南、广东、广西、四川、云南、西藏、陕西和甘肃等地。

○ **药用宜忌**：脏腑燥热、阴虚津亏者禁服。

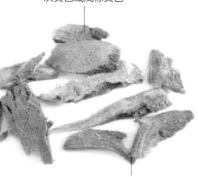

断面稍平坦，灰褐色或暗褐色，周边灰黄色或浅棕黄色

表面黄棕色、灰褐色或棕褐色，有明显的皱纹、纵沟

采收时间：秋季、冬季　**小贴士：晴天挖掘根部，去除泥土、根茎和叶柄，烘干**

别名：雀头香　　性味：性平，味辛、微苦、微甘　　来源：莎草科莎草属植物莎草的干燥根茎

香附

○ **功效主治及应用**：香附具有行气除滞、疏肝解郁的功效，常用于月经不调、呕吐恶心、腹胀、胎动不稳、疝气等症。取 500 克香附、500 克山楂肉、200 克半夏曲、100 克莱菔子，一同研制成末，加水制成丸，每次以白开水或姜汤送服，可改善脾胃不和、胃胀不消化。

○ **生长习性**：生于山坡草地、耕地、路旁水边潮湿处。

○ **分布**：全国大部分地区。

○ **药用宜忌**：气虚无滞、阴虚、血热者慎服。

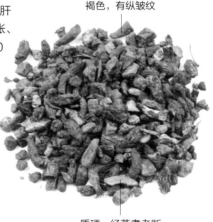

表面棕褐色或黑褐色，有纵皱纹

质硬，经蒸煮者断面黄棕色或红棕色

采收时间：秋季　**小贴士：采挖根茎，用火燎去须根，晒干，置于通风干燥处**

胡椒

◉ 功效主治及应用：胡椒具有祛寒温胃、行气
止泻、排毒的功效，常用于呕吐不止、泄泻、
食欲不振、胃痛、鱼蟹之毒等症。用各等份的
半夏、胡椒，一同研制成末，用姜汁调制成丸，
每次以姜汤送服 30~50 丸，可缓解呕吐。
取胡椒泡酒服用，可缓解五脏风冷、腹痛、
吐清水。

◉ 生长习性：耐热，耐寒，耐旱，耐风，
不耐水涝。栽培土质以肥沃的沙壤土为
佳，排水、光照需良好。

◉ 分布：海南、广东、广西、云南等地。

◉ 药用宜忌：气虚、阴虚者慎服。

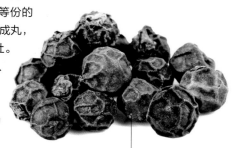

质硬，外果皮可剥离，
内果皮灰白色或淡黄色

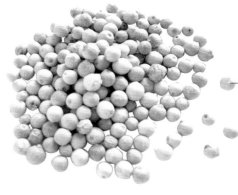

白胡椒表面灰白色
或淡黄白色，平滑

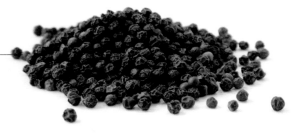

黑胡椒呈球形，表面
黑褐色，具隆起网状
皱纹

別名：天台乌药、鲭纰、矮樟、矮樟根
性味：性温，味辛　　来源：樟科山胡椒属植物乌药的根

乌药

○ **功效主治及应用：** 乌药具有理气调中、暖肾止痛的功效，常用于疝气、痛经、腹胀、胸胁痛、头痛、尿失禁等症。用各100克的乌药末、麻黄末，加入一碗韭菜汁服用，可缓解气喘。

○ **生长习性：** 生于向阳山坡灌木林中或林缘，以及山麓、旷野等地。

○ **分布：** 浙江、安徽、福建、江苏、陕西等地。

○ **药用宜忌：** 气虚及内热证者禁服。孕妇及体虚者慎服。

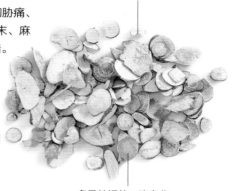

表面黄棕色或黄褐色，有纵皱纹

多呈纺锤状，略弯曲，断面黄白色

采收时间：全年　**小贴士：** 采挖后除去细根，趁新鲜刮去棕色外皮，切片干燥，称"乌药片"

別名：白檀　　性味：性温，味辛　　来源：檀香科檀香属植物檀香树干的心材

檀香

○ **功效主治及应用：** 檀香具有理气调中、祛寒止痛的功效，常用于疝气腹痛、泄泻、胸胁痛、呃逆、胃胀不消化等症。用各7.5克的檀香、木香、藿香梗、肉桂，一同研制成末，每次取5克，加25克生姜，以泡汤送服，可缓解阴寒霍乱。取15克檀香末，25克干姜，以泡汤送服，可改善心、腹冷痛。

○ **生长习性：** 适宜生长在23~35℃，降雨量在600~1600毫米的地域。

○ **分布：** 澳大利亚、印度尼西亚及中国海南、广东、云南、台湾等地。

○ **药用宜忌：** 阴虚火旺、血热者慎服。

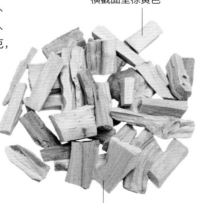

外表面灰黄色或黄褐色，偶有疤节或纵裂，横截面呈棕黄色

圆柱形木段，略弯曲

采收时间：夏季　**小贴士：** 采得后切小段，除去边材。制造檀香器具时，除去的碎材亦可利用

別名：荔核、荔仁、枝核、大荔核
性味：性温，味辛、微苦　　来源：无患子科荔枝属植物荔枝的成熟种子

荔枝核

○ 功效主治及应用：荔枝核具有行气散寒、除滞止痛的功效，常用于痛经、疝气、胃痛、产后腹痛、睾丸肿痛等症。用各等份的荔枝核、陈皮、硫黄，一同研制成末，加饭制成丸，每次以酒送服 14 丸，可改善手足厥冷、疝气上冲。

○ 生长习性：喜高温高湿，喜光向阳，开花期天气晴朗温暖而不干热最有利。

○ 分布：华南和西南等地，尤以广东、福建南部、台湾栽培最盛。

○ 药用宜忌：无寒湿滞气者勿服。

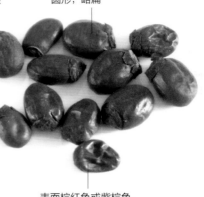

种子呈长圆形或卵圆形，略扁

表面棕红色或紫棕色，有光泽，略有凹陷及细波纹

采收时间：夏季 ┃ 小贴士：果实成熟时采摘，食荔枝肉（假种皮）后收集种子，晒干

別名：五指柑　　性味：性温，味辛、苦　　来源：芸香科柑橘属植物佛手的干燥果实

佛手柑

○ 功效主治及应用：佛手柑具有行气温胃、疏肝化痰的功效，常用于肝胃不和、脾胃胀气、恶心呕吐、痰多咳嗽、腹胀胸闷等症。取 12~15 克鲜佛手柑，用开水冲泡代茶喝，可缓解肝胃气痛。取 200 克佛手柑、150 克人中白，一同研制成末，空腹以白开水送服，可改善胃胀不消化。

○ 生长习性：生于热带、亚热带。

○ 分布：浙江、福建、江西、广东、广西、四川和云南等地。

○ 药用宜忌：阴虚有火、无气滞者慎服。

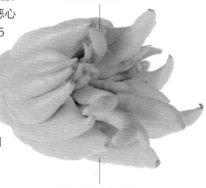

外表面橙黄色、黄绿色或棕绿色，内表面类白色

果实卵形或长圆形，裂瓣如拳或指状，皱缩或卷曲

采收时间：秋季 ┃ 小贴士：用剪刀剪下后，将果实顺切成 4~7 毫米的薄片，晒干或烘干

薤白

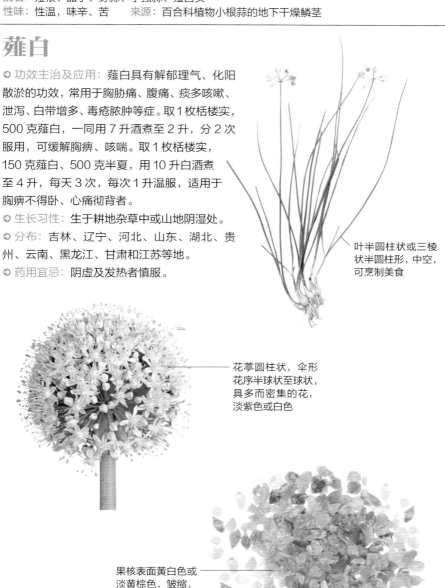

○ **功效主治及应用：** 薤白具有解郁理气、化阳散淤的功效，常用于胸胁痛、腹痛、痰多咳嗽、泄泻、白带增多、毒疮脓肿等症。取 1 枚栝楼实，500 克薤白，一同用 7 升酒煮至 2 升，分 2 次服用，可缓解胸痹、咳喘。取 1 枚栝楼实，150 克薤白、500 克半夏，用 10 升白酒煮至 4 升，每天 3 次，每次 1 升温服，适用于胸痹不得卧、心痛彻背者。

○ **生长习性：** 生于耕地杂草中或山地阴湿处。

○ **分布：** 吉林、辽宁、河北、山东、湖北、贵州、云南、黑龙江、甘肃和江苏等地。

○ **药用宜忌：** 阴虚及发热者慎服。

叶半圆柱状或三棱状半圆柱形，中空，可烹制美食

花葶圆柱状，伞形花序半球状至球状，具多而密集的花，淡紫色或白色

果核表面黄白色或淡黄棕色，皱缩，半透明

采收时间： 夏季、秋季　 **小贴士：** 将鳞茎挖起，除去叶苗和须根，洗去泥土，鲜用或晒干

别名：柿钱、柿丁、柿子把、柿蒂
性味：性平，味苦、涩　　来源：柿科柿树属植物柿的干燥宿存花萼

柿蒂

⊙ 功效主治及应用：柿蒂具有和胃理气、止呕降逆的功效，常用于呕吐、胃胀、呃逆、胸胁痛等症。取 7 枚干柿蒂，3 枚白梅，一同捣制成末，用 200 毫升水煮至 100 毫升，滤渣温服，不计时候，可缓解伤寒呕吐。用各 50 克的柿蒂、丁香，切碎，每次取 20 克用 300 毫升水与 5 片姜同煮，滤渣热服，对胸满咳嗽者有益。

⊙ 生长习性：性强健，年平均温度在 9℃，绝对低温在 -20℃以上的地区均能生长。

⊙ 分布：四川、广东、广西、福建等地。

⊙ 药用宜忌：风寒咳嗽者禁服。

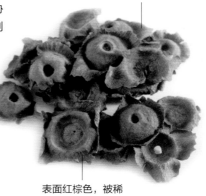

内面黄棕色，密被锈色短茸毛，放射状排列，具光泽

表面红棕色，被稀疏短毛，中央有圆形凹陷的果柄痕

采收时间：9~12 月　　小贴士：收集成熟柿子的果蒂（带宿萼），去柄，晒干

别名：黑兜虫　　性味：性温，味辛、咸　　来源：蝽科九香虫属昆虫九香虫的干燥全虫

九香虫

⊙ 功效主治及应用：九香虫具有疏郁理气、暖肾助阳的功效，常用于胸胁痛、肾虚、腰痛、胃胀、肝胃不和、阳痿等症。取适量的九香虫，焙焦后研制成末，和以鸡蛋液，再用香油煎鸡蛋，每天 1 次，忌食猪油，忌吸烟，可缓解喘息型慢性支气管炎。

⊙ 生长习性：常在土块、石块下及石缝中越冬，每年 3 月飞出。

⊙ 分布：云南、四川、贵州、广西等地。

⊙ 药用宜忌：凡肝胆火旺、阴虚内热者禁服。

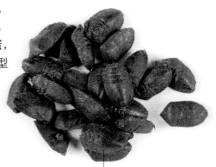

略呈六角状扁椭圆形，表面棕褐色或棕黑色，略有光泽

采收时间：11 月至次年 3 月　　小贴士：捕后用沸水烫死，晒干或烘干

别名：蜜香、栈香、沉水香、奇南香
性味：性温，味辛、苦　　来源：瑞香科沉香属植物沉香及白木香含树脂的木材

沉香

○ 功效主治及应用：沉香具有理气调中、温肾
降逆的功效，常用于腰膝虚冷、便秘、尿失禁、
呕吐、小腹冷痛、早泄等症。用各 25 克的沉香、
枳壳，50 克莱菔子，3 片生姜，一同用水煎服，
可改善腹胀、缓解气喘症状。取 100 克沉
香、250 克莱菔子，一同研制成末，加生
姜汁调制成丸，每次以白开水送服 4 克，
适用于支气管哮喘患者。

○ 生长习性：生于平地、丘陵土岭的疏林酸性
黄壤土或荒山中。

○ 分布：东南亚、印度及中国广东、广西、海
南和台湾等地。

○ 药用宜忌：阴虚火旺、气虚下陷者慎服。

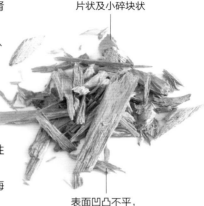

呈不规则块状、
片状及小碎块状

表面凹凸不平，
淡黄白色；断面
呈刺状，棕色

采收时间：全年　小贴士：种植 10 年以上、树高 10 米、胸径 15 厘米以上者质量较好

别名：桂圆核　　性味：性平，味微苦、涩　　来源：无患子科龙眼属植物龙眼的种子

龙眼核

○ 功效主治及应用：龙眼核具有疏肝理气、活
血化淤的功效，常用于疥癣、湿疹、出血、疝气、
淋巴结核等症。用各等份的荔枝核、龙眼核、
小茴香，一同炒后研制成末，每次空腹用
升麻汤送服 5 克，可缓解疝气、小肠气痛。
取适量的龙眼核，去掉外壳，用内核、
米醋摩擦患处，可改善癣证。

○ 生长习性：喜干热环境，在全年生长
发育过程中，冬春要求 18~25℃的气温和适当
的干旱。

○ 分布：福建、台湾等地。

○ 药用宜忌：内有痰火者忌服。

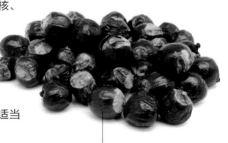

核质坚硬，表面棕红
色或紫棕色，有光泽

采收时间：7~8 月　小贴士：果实成熟后，剥除果皮、假种皮，留取种仁，鲜用或晒干

八角茴香

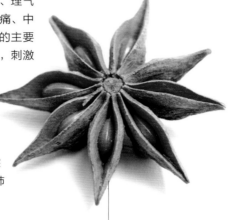

◎ 功效主治及应用：八角具有散寒止痛、理气和胃的功效，常用于疝气腹痛、肾虚腰痛、中寒呕吐、胃胀、脚气等症，且八角茴香的主要成分是茴香油，茴香油能促进胃肠蠕动，刺激消化，可以缓解痉挛疼痛。

◎ 生长习性：喜冬暖夏凉的山地气候，适宜种植在土层深厚、排水良好、肥沃湿润、偏酸性的沙壤土上。

◎ 分布：亚热带地区。

◎ 药用宜忌：阴虚火旺、眼病、干燥综合征、糖尿病、更年期综合征、活动性肺结核、胃热便秘患者忌食。

聚合果，多由 8 蓇葖果组成，放射状排列于中轴上

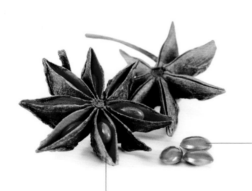

每个蓇葖果含种子1粒，扁卵圆形，红棕色或黄棕色，光亮，尖端有种脐

外表面红棕色，有不规则皱纹，顶端呈鸟喙状，上侧多开裂

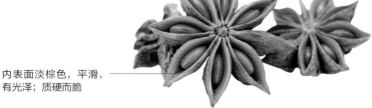

内表面淡棕色，平滑，有光泽；质硬而脆

別名：枸橼
性味：性温，味辛、微苦、酸　来源：芸香科植物枸橼或香橼的成熟果实

香橼

○ 功效主治及应用：香橼具有疏郁行气、温胃降逆的功效，常用于胸胁痛、腹胀、痰多咳嗽等症。取1枚香橼，2枚大核桃肉，10克缩砂仁，一同煅制存性，研制成末，和以砂糖，空腹服用，可改善肿胀、水肿。取一枚香橼，去核切成片，和酒一起放入砂锅内，煮至熟烂后用蜂蜜调和，早起起床时服用，可缓解痰多咳嗽。

○ 生长习性：生于海拔350~1750米的高温多湿环境。

○ 分布：江苏、浙江、安徽、广西、广东、四川和陕西等地。

○ 药用宜忌：阴虚血燥者、孕妇、气虚者慎服。

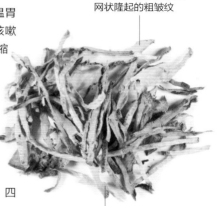

密被凹陷的小油点及网状隆起的粗皱纹

表面黑绿色或黄棕色

采收时间：9~10月　│　小贴士：定植后4~5年结果，果实变黄成熟时采摘

別名：柚子核　　性味：性平，味苦　来源：芸香科柑橘属植物柚的种子

柚核

○ 功效主治及应用：柚核具有行气止咳的功效，常用于疝气、感冒咳嗽等症。取20余颗柚核，加适量冰糖用500毫升水煎服，每天2~3次，可改善感冒咳嗽。取2个金橘、30克柑橘、15克柚核，一同用800毫升水煮至400毫升，滤渣，加30克白糖调和服用，可缓解疝气。取15克柚核，用开水浸泡，每天涂抹患处2~3次，对落发者、头发发黄者、斑秃患者有益。

○ 生长习性：栽培于丘陵或低山地带。

○ 分布：浙江、江西、福建、台湾、湖北、湖南、广东、广西、四川、贵州和云南等地。

○ 药用宜忌：孕妇慎用。

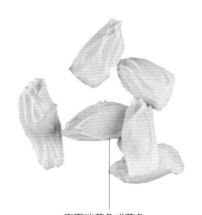

表面淡黄色或黄色，尖端较宽而薄，基部较窄而厚，具棱线数条，有的伸向尖端

采收时间：9~11月　│　小贴士：将成熟的果实剥开果皮，取出种子，晒干

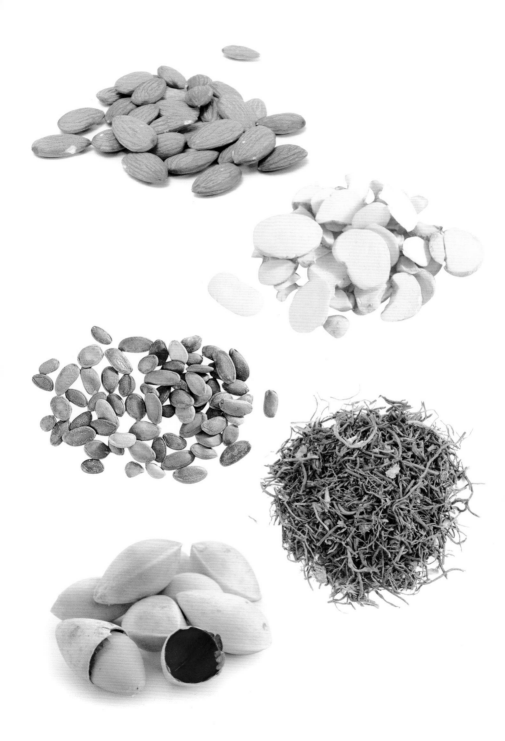

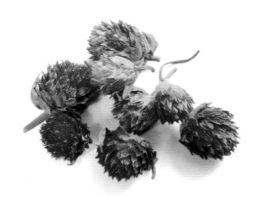

第五章
止咳祛痰类

止咳祛痰，即止住咳嗽，祛除痰浊。
咳、痰、喘为呼吸系统疾病的三大症状，
常常是由炎症引起或加重，
半夏、天南星等能治疗上呼吸道感染，
也有一定的止咳祛痰功效；
川贝母、桔梗、前胡等具有消炎作用，
也可止咳、祛痰、平喘。
这两类药主要用于呼吸道急性炎症。

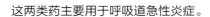

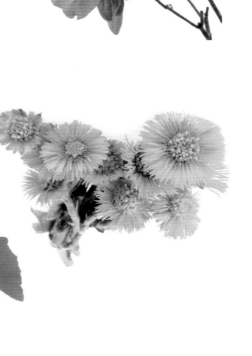

昆布

⊙ **功效主治及应用：** 昆布具有利尿散淤、化痰的功效，常用于淋巴结核、甲状腺肿瘤、痰多、身体水肿和睾丸肿痛等症。取150 克槟榔、100 克海藻、150 克昆布，一同捣制成末，和蜂蜜做成丸，每次 1 丸，含化咽津，可预防甲状腺肿瘤。取 50 克昆布，捣制成末，每次取 5 克，用棉布包裹放入醋中浸泡，含化咽津，可改善颈部结核。

⊙ **生长习性：** 生于较冷的海洋中，多附生于大干潮线以下 1~3 米深处的岩礁上。

⊙ **分布：** 山东、辽宁、浙江等地。

⊙ **药用宜忌：** 脾胃虚寒者忌服。

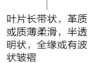

叶片长带状，革质或质薄柔滑，半透明状，全缘或有波状皱褶

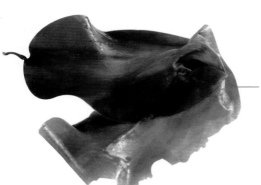

叶状体多卷成不规则团块

全体绿黑色或黑褐色，少有棕黄色，表面被有白色盐霜

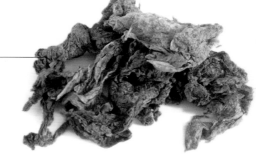

別名：水半夏、姜半夏、青半夏、仙半夏、珠半夏、野芋头
性味：性温，味辛　来源：天南星科半夏的干燥块茎

半夏

◎ 功效主治及应用：半夏具有温胃止咳、化痰平喘的功效，常用于痰多咳嗽、腹胀、消化不良、头痛等症。用各 50 克的天南星、半夏，75 克白术，一同研制成末，糊成丸，每次以生姜汤送服 50~70 丸，可缓解湿痰、咳嗽、消化不良。

◎ 生长习性：野生于山坡、溪边阴湿的草丛中或林下。

◎ 分布：四川、湖北、安徽等地。

◎ 药用宜忌：阴虚燥咳、血证、燥痰者应慎用。忌与含乌头制品同服。生用外治痈肿痰咳。

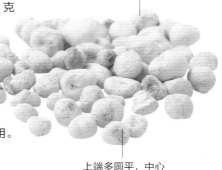

干燥块茎呈圆球形、半圆球形或偏斜状，表面白色

上端多圆平，中心有凹陷的黄棕色的茎痕

采收时间：夏季、秋季 ┃ 小贴士：采挖后洗净，除去外皮及须根，置于通风干燥处，晒干

別名：虎掌　性味：性温，味苦、辛　来源：天南星科天南星、异叶天南星等的块茎

天南星

◎ 功效主治及应用：天南星具有化痰止咳、消肿止痉的功效，常用于瘫痪、惊风、痰多咳嗽、脑卒中、癫痫、破伤风、毒疮脓肿等症。取适量天南星研制成末，用生姜自然汁调和敷于患处，左歪贴右，右歪贴左，及正洗去，可改善口眼歪斜。

◎ 生长习性：生长于阴坡较阴湿的树林下。

◎ 分布：河北、河南、广西、陕西、湖北、四川、贵州、云南、山西和黑龙江等地。

◎ 药用宜忌：阴虚燥痰者及孕妇忌用。

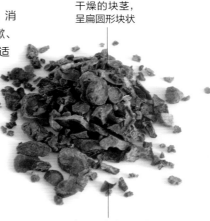

干燥的块茎，呈扁圆形块状

表面乳白色或棕色，皱缩或较光滑

采收时间：秋季、冬季 ┃ 小贴士：茎叶枯萎时采挖，除去须根及外皮，干燥，置于通风干燥处

別名：金沸花、金钱花、金福花、旋复花、伏花、复花
性味：性微温，味苦、辛、咸　　来源：菊科植物旋覆花或欧亚旋覆花的头状花序

旋覆花

◎ **功效主治及应用：**旋覆花具有利水化痰、止呕化气的功效，常用于痰多咳嗽、胸痞、胆囊炎、心下痞硬、痰饮蓄结等症。取 60 克柴胡，10 克黄芩，10 克旋覆花，6 克片姜黄，各 10 克的杏仁、苏子梗、焦山楂、神曲、麦芽、槟榔、鸡内金，一同用水煎服，适用于胆囊炎患者。

◎ **生长习性：**生于山坡、沟边、路旁湿地。

◎ **分布：**河南、河北、安徽、浙江、江苏、等地。

◎ **药用宜忌：**入煎剂时需用布包煎，阴虚咳嗽、津伤燥咳者忌用。

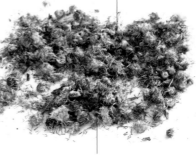

呈扁球形或类球形，苞片及花梗表面被白色茸毛

舌状花，黄色，多卷曲，常脱落

采收时间：夏季、秋季　　小贴士：花开放时采收，除去杂质，阴干或晒干，置于通风干燥处

別名：胡芥　　性味：性温，味辛　　来源：十字花科植物白芥的干燥成熟种子

白芥子

◎ **功效主治及应用：**白芥子具有化痰温胃、止痛驱寒的功效，常用于四肢麻木、胸胁痛、痰多咳嗽、消化不良等症。取适量的白芥子，研制成末，用醋调和敷于患处，可改善风湿涎痰结成的痞块扩大，也可用白芥子末和以神曲调制成丸，清晨用参枣汤送服 15 克。取适量白芥子，研制成末，以酒送服，可改善反胃、消化不良、呕吐等症。

◎ **生长习性：**喜向阳、温暖湿润气候，耐寒，耐旱，怕积水，对土壤要求不严。

◎ **分布：**安徽、河南、四川等地。

◎ **药用宜忌：**肺虚咳嗽、阴虚火旺者忌服。

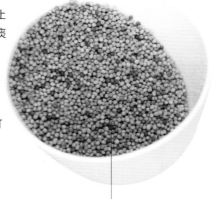

种子呈圆球形，表面类白色至淡黄色，光滑，种皮脆薄易压碎

采收时间：夏末秋初　　小贴士：果实成熟时割取全株，晒干后，打下种子，除去杂质

别名：飞蛾叶
性味：性平，味苦、涩　来源：银杏科植物银杏的干燥叶

银杏叶

○ 功效主治及应用：银杏叶具有润肺平喘、活
血散淤、止痛的功效，常用于血淤、肺虚咳喘、
脑卒中、胸痹心痛、高脂血症、冠心病等症。
用各 15 克的银杏叶、栝楼、丹参，9 克郁金，
5 克甘草，一同用水煎煮，除渣后温服，适
用于冠心病患者。用适量的鲜银杏叶，
洗净，捣烂，于每日临睡前敷于面部，
可除雀斑。

○ 生长习性：喜生于向阳、湿润肥沃
的壤土及沙壤土中，为我国特产，一
般为人工栽培。

○ 分布：全国各地。

○ 药用宜忌：有实邪者忌用。

叶呈扇形，秋季
尚绿时采收

落叶时，呈黄绿
色或浅棕黄色

3~4 片叶为一节，
有细长叶杆

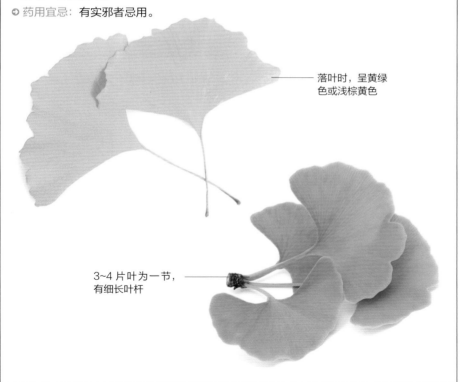

采收时间：秋季　小贴士：秋季叶尚绿时采收，置通风干燥处

別名：铃铛花、白药、土人参、符蒮、梗草、卢如、房图、荠苨
性味：性平，味苦、辛　　来源：桔梗科植物桔梗的根

桔梗

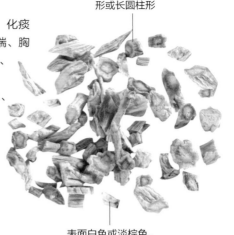

干燥根呈长纺锤形或长圆柱形

⊙ 功效主治及应用：桔梗具有清肺止咳、化痰消肿的功效，常用于痰多咳嗽、肺热气喘、胸闷、支气管炎、胸膜炎等症。取 50 克桔梗、100 克甘草，一同用 3 升水煮至 1 升，温服，可缓解肺热咳嗽、咽喉肿痛、吐脓、胸闷。

⊙ 生长习性：野生于山坡草丛中。

⊙ 分布：全国大部分地区。

⊙ 药用宜忌：阴虚久嗽、气逆及咳嗽吐血者忌服。

表面白色或淡棕色，皱缩，有横纹纵沟

采收时间：春季、秋季 ｜ 小贴士：挖取后去净苗叶，洗净泥土，浸水中，刮去外皮，晒干

別名：白花前胡　　性味：性微寒，味苦、辛　　来源：伞形科植物白花前胡的干燥根

前胡

⊙ 功效主治及应用：前胡具有散热祛风、化痰利气的功效，常用于痰多气喘、肺热咳嗽等症。用各 75 克的前胡、芍药、麻黄、麦冬，各 50 克的贝母、白前、枳壳、大黄，一同切碎，每次取 15 克用水煎煮至七分后，除渣温服，每天 2 次，可缓解肺热咳嗽、气喘、痰多。

⊙ 生长习性：生于山坡、林缘或灌丛、草地。

⊙ 分布：山东、河南、安徽、江苏、浙江、广西、江西、湖南、湖北、四川和台湾等地。

⊙ 药用宜忌：反皂荚，畏藜芦。

表面黑褐色或灰黄，有纵沟及纵皱纹，并有横列皮孔和须根痕

采收时间：冬季至次春 ｜ 小贴士：茎叶枯萎或未抽花茎时采挖，除去须根，晒干或低温干燥

别名：灵眼、佛指甲、佛指柑
性味：性平，味甘、苦、涩　来源：银杏科银杏的干燥成熟种子

白果

⊙ **功效主治及应用：** 白果具有润肺止咳、平喘
止水的功效，常用于痰多咳嗽、尿频、赤白带
下、遗尿等症。用各25克的白果、莲肉、糯米，
一同研制成末，用乌骨鸡1只，去鸡肠
入药煮烂服用，可缓解赤白带下、下
元虚惫。取3个白果，用酒煮食，连
服4~5日，可改善梦遗。

⊙ **生长习性：** 喜肥、喜湿并要求高度
通气的环境。

⊙ **分布：** 全国大部分地区。

⊙ **药用宜忌：** 白果有小毒，不可多用，小
儿尤当注意，入煎剂应捣碎。

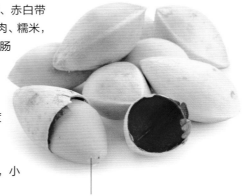

种仁长而呈扁圆
形，淡黄色或黄绿
色，剥落时一端有
淡棕色的薄膜

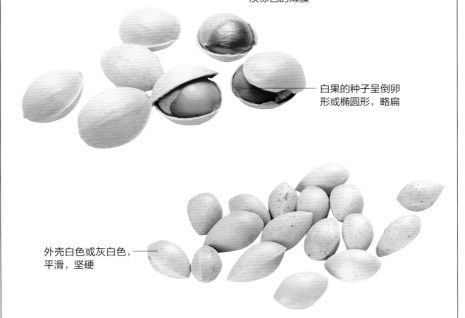

白果的种子呈倒卵
形或椭圆形，略扁

外壳白色或灰白色，
平滑，坚硬

別名：黄虻、贝母、空草、贝父、药实、苦花、苦菜
性味：性微寒，味苦、甘　　来源：百合科植物川贝母、暗紫贝母、甘肃贝母或梭砂贝母的鳞茎

川贝母

◎ 功效主治及应用：川贝母具有清肺止咳、化痰散热的功效，常用于肺热咳嗽、痰多带血、阴虚劳嗽等症。取 5 克白花蛇舌草、10 克川贝母、10 克生甘草，一同研制成末，过筛，每天 3 次，每次 1.5~3 克，口服，对百日咳有疗效。用各 75 克的川贝母、杏仁，一同研制成末，用蜂蜜调制成丸，含化咽津，可缓解肺热咳喘、咽喉肿痛。

◎ 生长习性：生于高山草地或湿润的灌木丛中。

◎ 分布：四川、西藏、云南、甘肃和青海等地。

◎ 药用宜忌：脾胃虚寒及有湿痰者不宜。

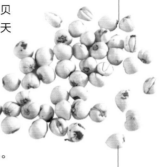

顶部闭合，内有心芽和小鳞叶

呈类圆锥形或近球形，表面类白色

采收时间：夏季、秋季　　小贴士：采挖后除去须根、粗皮及泥沙，晒干或低温干燥

別名：贝母　　性味：性寒，味苦　　来源：百合科植物浙贝母的干燥鳞茎

浙贝母

◎ 功效主治及应用：浙贝母具有疏郁清心、散热化痰的功效，常用于痰多咳嗽、淋巴结核、疮毒、毒疮脓肿、燥热、胸闷等症。用各 15 克的知母、浙贝母、桑叶、杏仁和 10 克紫苏，一同用水煎服，可改善感冒咳嗽。用各 15 克的浙贝母、连翘，30 克金银花，40 克蒲公英，一同用水煎服，可缓解毒疮脓肿。

◎ 生长习性：生于湿润的山脊、山坡、沟边及村边草丛中。

◎ 分布：浙江、江苏、安徽和湖南等地。

◎ 药用宜忌：不能与乌头同用。

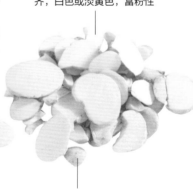

质硬而脆，易折断，断面不齐，白色或淡黄色，富粉性

表面白色，或带淡黄色，被有白色粉末

采收时间：初夏　　小贴士：植株枯萎时采挖，洗净，置于通风干燥处保存

別名：冬花、款花、看灯花、艾冬花、九九花
性味：性温，味辛、微苦　来源：菊科植物款冬的花蕾

款冬花

○ 功效主治及应用：款冬花具有止咳化痰、化
气润肺的功效，常用于咳嗽痰多、咳嗽出
血等症。取 100 克款冬花，各 25 克的
桑白皮、贝母、五味子、甘草，0.5 克
的知母，1.5 克的杏仁，一同捣制成末，
过筛，每次取 15 克，用水煎服，可缓解咳嗽。
取 50 克款冬花、50 克甘草、100 克桔梗、
50 克薏苡仁，一同用水煎服，分 10 次服用，
可改善肺痈咳嗽、胸满、咽喉不适。

○ 生长习性：栽培或野生于河边、沙地。

○ 分布：河北、河南、湖北、四川、山西、陕西、
甘肃、内蒙古、新疆、青海和西藏等地。

○ 药用宜忌：外感咳嗽者宜生用，内伤久咳者
宜炙用。

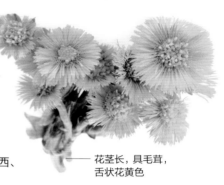

花茎长，具毛茸，
舌状花黄色

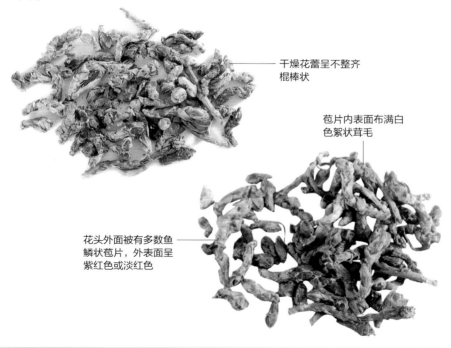

干燥花蕾呈不整齐
棍棒状

苞片内表面布满白
色絮状茸毛

花头外面被有多数鱼
鳞状苞片，外表面呈
紫红色或淡红色

采收时间：12 月或地冻前当花尚未出土时　小贴士：采挖后除去花梗，阴干

别名：蒌仁、栝蒌仁、双边栝楼子
性味：性寒，味甘、微苦　　来源：葫芦科栝楼或双边栝楼、大子栝楼的种子

栝楼子

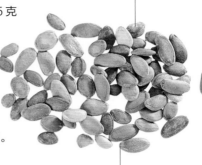

种子扁平椭圆状，
外皮平滑，灰褐色

○ **功效主治及应用**：栝楼子具有散热润肺、化痰散结的功效，常用于胸痹、肺痈、乳痈、便秘、痰多、肺热咳嗽等症。取 50 克栝楼子，3.5 克蛤蜊，一同研制成末，用姜汁调制成丸，含化咽津，可改善痰多咳嗽。

○ **生长习性**：常生长于海拔 200~1800 米的山林下、灌丛中、草地和村旁田边。

○ **分布**：山东、安徽、河南等地。

○ **药用宜忌**：脾虚便溏及湿痰、寒痰者忌用，正在服含草乌、川乌、附子制品者禁用。

尖端有一白色凹点状的种脐

采收时间：秋季　**小贴士**：果实成熟时，连果梗剪下，置通风处阴干

别名：竹皮　　性味：性微寒，味甘　　来源：禾本科植物青杆竹、淡竹等的茎的中间物

竹茹

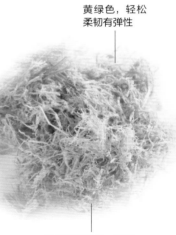

黄绿色，轻松
柔韧有弹性

○ **功效主治及应用**：竹茹具有润肺散热、化痰止呕的功效，常用于痰多咳嗽、呕吐、心烦失眠、胃热等症。取 9 克竹茹，用水煎煮后，加入蜂蜜煮沸服用，每天 1 次，连服 3 天，可缓解百日咳。取 2000 克竹茹，用 4 升水煮至3 升，除渣，分 5 次服用，可改善虚烦。取生竹茹 100 克，用醋煎煮含之，可缓解齿间津液、血出不止。

○ **生长习性**：生长于山坡、路旁或栽培。

○ **分布**：长江流域及南方各省。

○ **药用宜忌**：寒痰咳喘、胃寒呕逆及脾虚泄泻者禁服。

不规则的丝条，卷曲
成团或长条形薄片

采收时间：全年　**小贴士**：取新鲜茎，除去外皮，将稍带绿色的中间层刮成丝条，阴干

杏仁

◎ 功效主治及应用：杏仁具有利水通肠、化气止咳、平喘的功效，常用于便秘、胸闷、血虚、气喘、痰多咳嗽等症。用各 8 克的桃仁、杏仁，一同研制成末，用面块调和制成丸，每次用生姜和蜜汤送服 10 丸，可缓解上气喘急。

◎ 生长习性：多栽培于低山地或丘陵山地。

◎ 分布：内蒙古、吉林、辽宁、河北、山西和陕西等地。

◎ 药用宜忌：阴虚咳嗽及大便溏泄者忌服。

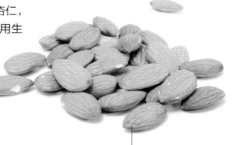

种子呈扁心脏形

外皮黄棕色至棕色，顶端略尖，底部钝圆而厚

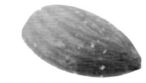

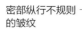

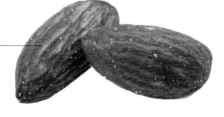

密部纵行不规则的皱纹

別名：黑苏子、野麻子、铁苏子
性味：性温，味辛　　来源：唇形科紫苏属植物紫苏的干燥成熟果实

紫苏子

○ 功效主治及应用：紫苏子具有化痰利气、润肠宽肺的功效，常用于便秘、痰多、气喘、咳嗽等症。取 5 克紫苏子，5 克杏仁，一同研制成末，加入 10 克白蜜，每次以白开水送服，大人每次 15 克，儿童每次 5 克，可改善小儿久咳、老人咳喘。

○ 生长习性：生命力顽强，在沙质壤土、壤土、黏壤土，房前屋后、沟边地边都能够长势良好。

○ 分布：湖北、江苏、河南、山东、江西、浙江和四川等地。

○ 药用宜忌：气虚久嗽、阴虚喘逆、脾虚便滑者皆不可用。

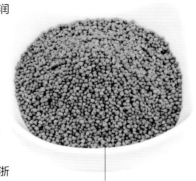

呈卵圆形或圆球形，表面灰褐色至暗棕色或黄棕色，有隆起的网状花纹

采收时间：秋季　小贴士：果实成熟时割取全株或果穗，打下果实，除去杂质，晒干

別名：百步　　性味：性微温，味甘、苦　　来源：百部科植物直立百部、蔓生百部等的块根

百部

○ 功效主治及应用：百部具有止咳平喘、润肺杀虫的功效，常用于肺虚咳嗽、疥癣、蛲虫、头虱等症。取 150 克百部（炒），150 克麻黄，40 个杏仁，一同研制成末，用蜂蜜调制成丸，以热水送服，再取 50 粒松子仁，加糖做成丸，含化之，可缓解肺虚咳嗽、有痰。取适量的百部藤根捣制成汁，用等量的蜂蜜调和，入沸汤中煎煮成膏，咽服，可改善咳嗽。

○ 生长习性：生长于山地林下或竹林下。

○ 分布：山东、河南、安徽、江苏、浙江、湖北等地。

○ 药用宜忌：热嗽、水亏火炎者禁用。

表面黄白色至土黄色，易皱缩，具不规则深纵沟及纵皱

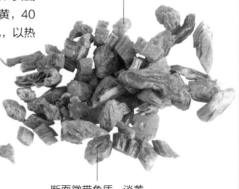

断面微带角质，淡黄白色至暗棕色

采收时间：春季、秋季　小贴士：采挖后去须根，洗净，置沸水中略烫或蒸至无白心，取出，晒干

別名：巴叶、杷叶、炙杷叶、生枇杷叶、姜炙杷叶
性味：性微寒，味苦　　来源：蔷薇科枇杷属植物枇杷的干燥叶

枇杷叶

◎ 功效主治及应用：枇杷叶具有化痰止咳、润
肺平喘的功效，常用于痰多咳嗽、咳嗽出血、
呕吐、肺热等症。用各等份的枇杷叶、木通、
款冬花、紫菀、杏仁、桑白皮，大黄减半，
一同研制成末，和蜂蜜调制成丸，晚睡前
服用1丸，含化咽津，可缓解女子肺热久嗽。
取50克鲜枇杷叶、25克淡竹叶，一同
用水煎服，可改善声音嘶哑。

◎ 生长习性：常栽种于村边、平地或
坡地。

◎ 分布：全国大部分地区。

◎ 药用宜忌：胃寒呕吐及肺感风寒咳嗽者忌食。

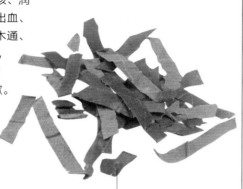

干品呈不规则状，
多为灰绿色

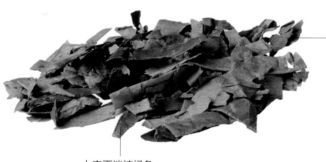

下表面灰绿色或
棕黄色，密布灰
棕色茸毛

上表面淡棕绿色、
黄绿色或红棕色，
有光泽

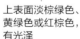

叶脉呈羽毛状，
中间主脉呈棕黄
或棕红色

鲜叶片长椭圆形，
周边有疏锯齿

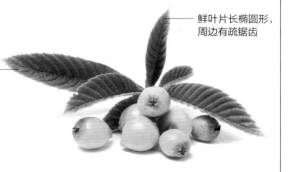

采收时间：全年　｜　小贴士：晒至七八成干时，扎成小把，再晒干

別名：桑根白皮、桑皮、白桑皮、桑根皮
性味：性寒，味甘　　来源：桑科桑属植物桑的干燥根皮

桑白皮

◐ 功效主治及应用：桑白皮具有利尿润肺、止咳平喘的功效，常用于身体水肿、少尿、肺热、痰多咳喘、面部水肿等症。取 20 克桑白皮、25 克冬瓜仁、15 克葶苈子，一同用水煎服，可改善小便不利、面目水肿。

◐ 生长习性：适应性强，抗污染，抗风，耐盐碱。

◐ 分布：四川、河北、广东、安徽、河南、浙江、江苏和湖南等。

◐ 药用宜忌：泻肺利水、平肝清火者宜生用，肺虚咳嗽者宜蜜炙用。

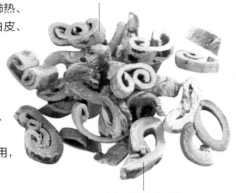

外表面淡黄白色或近白色，有少数棕黄色或红黄色斑点

内表面黄白色或灰黄色，有细纵纹

采收时间：秋末至次春 ┃ 小贴士：叶落时至发芽前采挖根部，刮去黄棕色粗皮

別名：大适　　性味：性大寒，味辛、苦　　来源：十字花科植物独行菜或播娘蒿的成熟种子

葶苈子

◐ 功效主治及应用：葶苈子具有利水润肺、止喘消肿的功效，常用于痰多咳嗽、胸胁水肿、胸腹水肿、小便不利、肺痈等症。取 125 克葶苈子，炒熟研制成末，每次取 10 克，用水煎服，可缓解肺痈咳嗽、咳喘不得卧。

◐ 生长习性：生长于田野间。

◐ 分布：全国各地。

◐ 药用宜忌：肺虚喘咳、脾虚肿胀者忌服。

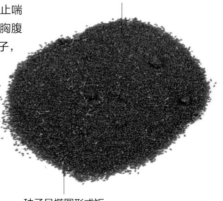

种子表面具细密网纹及两条纵列的浅槽

种子呈椭圆形或矩圆形，略扁，表面黄棕色至红棕色

采收时间：夏季 ┃ 小贴士：果实成熟时，割取全草，晒干，打下种子，筛净杂质

别名：拉汗果、假苦瓜

性味：性凉，味甘　　来源：葫芦科植物罗汉果的干燥果实

罗汉果

◎ **功效主治及应用：** 罗汉果具有止咳、化痰、润肺的功效，常用于痰多咳嗽、咽喉肿痛、便秘、肺热咳喘、急性胃炎等症。用各等份的普洱茶、菊花、罗汉果，一同研制成末，每次取20克包成1袋，用沸水冲泡代茶喝，适用于高血压患者、高脂血症患者。取15~30克的罗汉果，用开水泡代茶喝，可缓解咽喉肿痛、急性咽喉炎。

◎ **生长习性：** 喜温暖湿润的气候和肥沃的土壤，在半阴条件下生长良好。

◎ **分布：** 广西、广东、江西等省的热带、亚热带山区。

◎ **药用宜忌：** 尤适宜扁桃体炎、咽炎、肺火燥咳者。便溏者忌服。

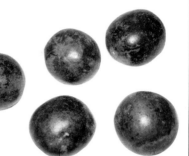

表面褐色、黄褐色或绿褐色，有深色斑块及黄色柔毛

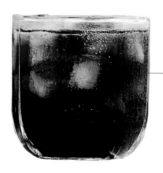

用开水泡代茶喝，可缓解咽喉肿痛、急性咽喉炎

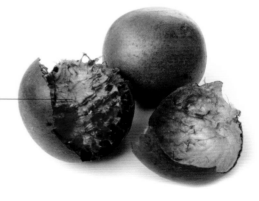

果瓤（中、内果皮）海绵状，浅棕色

别名：落首、海萝、乌菜、海带花
性味：性寒，味咸　　来源：马尾藻科植物海蒿子或羊栖菜的干燥藻体

海藻

○ **功效主治及应用**：海藻具有利尿散淤、清热化痰的功效，常用于淋巴结核、身体水肿、睾丸肿痛、甲状腺肿瘤、痰多等症。用各等份的昆布、海藻，一同研制成末，和蜂蜜做成丸，每次一丸，含化咽津，每天4~5次，可预防甲状腺肿瘤。取500克海藻，用2000毫升酒浸泡数日服用，可缓解淋巴结核肿大。

○ **生长习性**：生于低潮浅海水激荡处的岩石上。

○ **分布**：辽宁、山东、福建、浙江和广东等沿海地区。

○ **药用宜忌**：不宜与甘草同用。

表面粗糙，带一层白色盐霜

卷曲皱缩成团块状，棕黑色或黑棕色，质脆易破碎

采收时间：夏季、秋季　｜　小贴士：从海中捞取或割取，去净杂质，用淡水洗净，晒干

别名：百日红　　性味：性平，味甘　　来源：苋科植物千日红的花序

千日红

○ **功效主治及应用**：千日红具有化痰止咳、清肝散淤的功效，常用于痢疾、惊风、咳嗽、气喘、目赤、疮疡等症。取10个千日红的花头，用水煎服，以少量黄酒送服，连服3次，可缓解气喘症状。取14朵千日红鲜花序，用水煎服或加冬瓜糖炖服，可改善小儿肝热。

○ **生长习性**：喜光和温热，宜生长于肥沃疏松的土壤。

○ **分布**：江苏、福建、四川和广西等地。

○ **药用宜忌**：千日红含有的千日红素会让没有哮喘病的人有困顿感，所以应注意服用量。

干燥花序呈球形或长圆球形，通常单生，由多数花集合而成，红色

采收时间：7~9月　｜　小贴士：采收后去杂晒干，置于通风干燥处保存

別名：杜鹃花、映山红、山石榴、串串红、山丹丹
性味：性寒，味苦　　来源：杜鹃花科杜鹃花属植物兴安杜鹃的叶

满山红

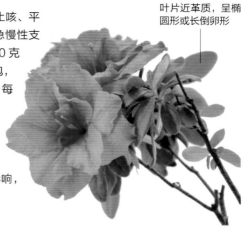

叶片近革质，呈椭圆形或长倒卵形

○ 功效主治及应用：满山红具有化痰止咳、平喘的功效，常用于咳嗽痰多、咯血、急慢性支气管炎、跌打损伤、风湿痛等症。用60克满山红粗末，放入500毫升白酒中浸泡，7天后除渣，每次服用15~20毫升，每天3次，可改善慢性支气管炎。

○ 生长习性：生于山脊、山坡及林内酸性土壤上。

○ 分布：黑龙江、吉林、新疆等地。

○ 药用宜忌：长期服用对肝脏有一定影响，应予重视。

采收时间：秋季　｜　小贴士：采收叶片完整、颜色甚绿者，除去杂质，阴干

別名：紫菀、小辫儿　　性味：性微温，味苦、辛、甘　　来源：菊科植物紫菀的干燥根及根茎

紫菀

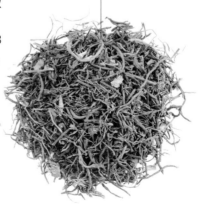

表面紫红色或灰红色，有细条纹及细皱纹

○ 功效主治及应用：紫菀具有止咳化痰、行气润肺的功效，常用于痰多咳嗽、咳嗽出血等症。取50克紫菀，各0.5克的杏仁、细辛、款冬花，一同捣制成末，每次用米汤送服2.5克，每天3次，可缓解小儿咳嗽。取50克紫菀，75克桔梗，50克天门冬，50克贝母，1.5克百合、知母，75克生干地黄，一同捣制成末，过筛，每次取200克，用水煎服，适用于伤寒咳嗽者。

○ 生长习性：生于低山阴坡湿地、山顶和低山草地及沼泽地。

○ 分布：北方地区及河南、安徽等地。

○ 药用宜忌：有实热者忌服。

采收时间：春季、秋季　｜　小贴士：除去茎叶及泥土，晒干，或将须根编成小辫晒干

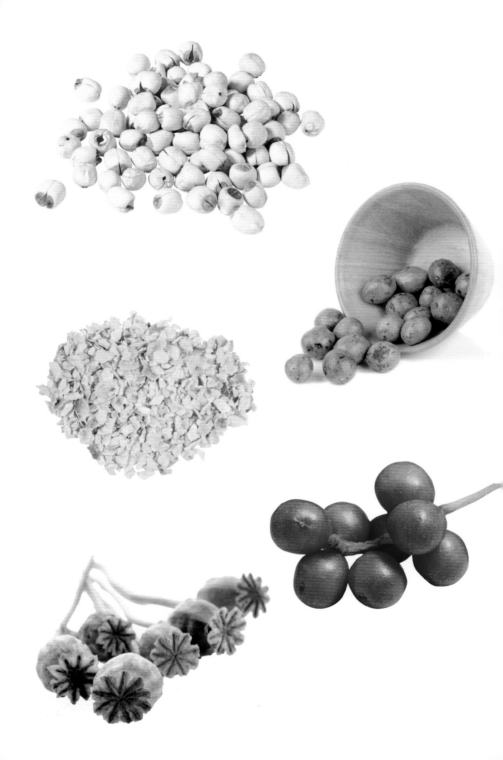

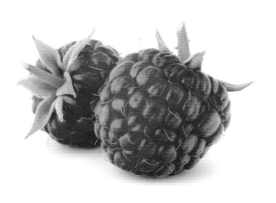

第六章
平肝收涩类

以平降肝阳、收敛固涩为主要作用的药物，
称为平肝收涩类药物。
常用药物有石决明、牡蛎、莲子、山茱萸等。
平肝类药物多属动物甲壳等，应先煎。
若脾虚慢惊者，不宜寒凉之品；
阴虚血亏者，当忌温燥之品。
收涩类药易敛邪，凡表邪所致的汗出，
血热之出血，以及郁热未清者等，
当以祛邪为主，不宜使用收涩药。

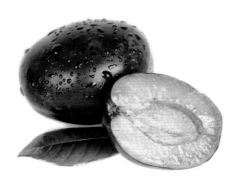

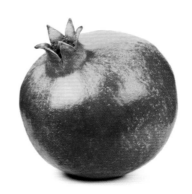

别名：浮水麦、浮麦
性味：性凉，味甘　　**来源**：禾本科植物小麦未成熟的颖果

浮小麦

功效主治及应用：浮小麦具有宁心补气、滋阴润燥的功效，常用于自汗盗汗、心烦失眠、抑郁、阴虚内热等症。取适量的浮小麦，炒焦后研制成末，每次以米汤送服 10 克，可缓解盗汗、虚汗不止。取 1.5 克浮小麦，用水煎汤，加入 10 克防风末，可改善盗汗。取 30 克浮小麦、15 克甘草、10 枚大枣，一同用水煎服，可缓解抑郁、烦躁不安。

生长习性：温带长日照植物，适应范围较广。

分布：全国各地。

药用宜忌：表邪汗出者忌服。

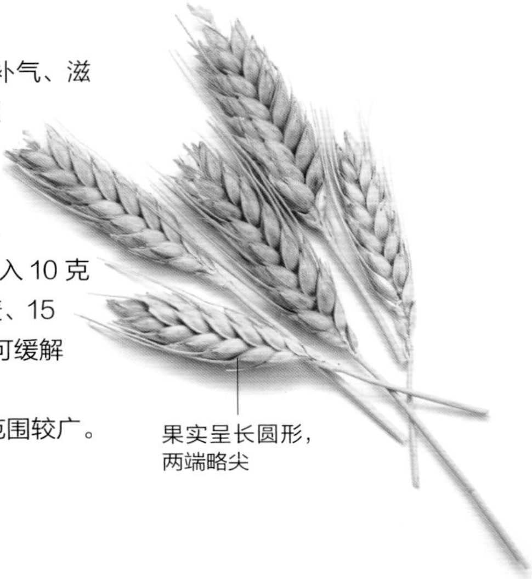

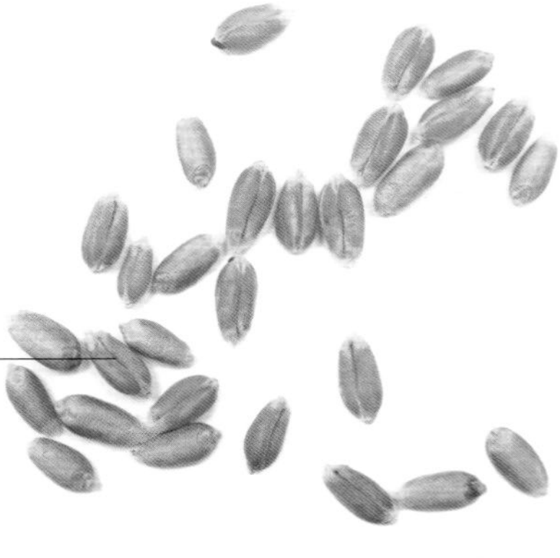

果实呈长圆形，两端略尖

表面黄白色，稍皱缩，有时也带有未脱尽的外稃与内稃

腹面有一深陷的纵沟，有浅黄棕色柔毛

采收时间：秋季 | **小贴士**：取瘪瘦轻浮与未脱净皮的麦粒，筛去灰屑，用水漂洗，晒干

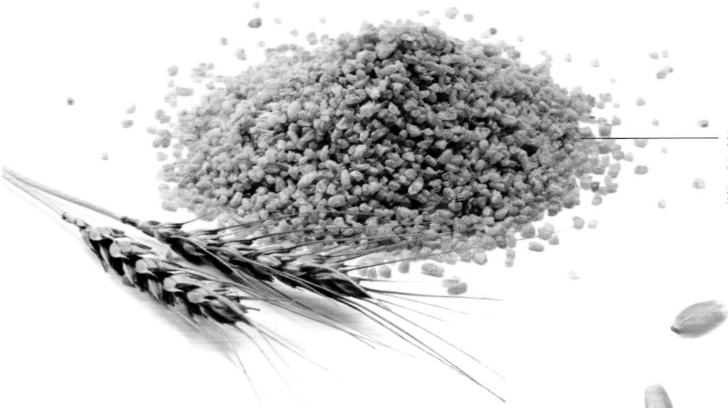

别名：珠母、鳆鱼甲、九孔螺、千里光、鲍鱼皮、金蛤蜊皮
性味：性寒，味咸　　来源：鲍科动物杂色鲍、皱纹盘鲍、羊鲍、澳洲鲍、耳鲍或白鲍的贝壳

石决明

○ **功效主治及应用**：石决明具有平肝抑阳、散热明目的功效，常用于惊风抽搐、青盲内障、头晕目眩等症。用各 50 克的石决明、羌活、草决明、菊花，25 克的甘草，一同捣制成末，过筛，每次晚睡前用水煎服 10 克，可改善毒气上攻、视物昏暗。取 40 克石决明、20 克菊花、20 克枸杞子、15 克桑叶，一同用水煎服，可缓解眩晕。

○ **生长习性**：栖息于海水透明度大、盐度高、水流通畅、海藻丛生的岩礁地。

○ **分布**：东南沿海有分布，海南岛及广东产量较多。

○ **药用宜忌**：畏旋覆花，反云母。

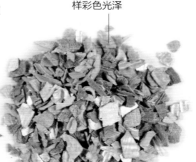

表面暗红色，内面光滑，具珍珠样彩色光泽

呈常卵圆形、内面观略呈耳形

采收时间：夏季、秋季 ┃ 小贴士：捕获时要迅速，趁其不备时捕捉或用铲将其自岩石上迅速铲下

别名：真珠母　　性味：性寒，味咸　　来源：三角帆蚌、褶纹冠蚌或马氏珍珠贝的贝壳

珍珠母

○ **功效主治及应用**：珍珠母具有平肝抑阳、清心活血的功效，常用于血崩、癫狂、心悸失眠、头晕目眩、吐血等症。取 50 克珍珠母，各 15 克的制女贞、旱莲草，一同用水煎服，可缓解肝阳上升、头晕目眩、眼花耳鸣。取 100 克珍珠母、40 克苍术、5 克人参，一同用水煎服，每天 2 次，可缓解眼疾患者的病痛。

○ **生长习性**：栖息于水质清澈透明、底质为砂或石、水较深的河流内。

○ **分布**：海南、广东、广西等沿海。

○ **药用宜忌**：脾胃虚寒者及孕妇慎服。

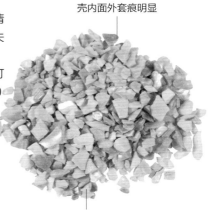

壳内面外套痕明显

略呈不等边四角形，壳面生长轮呈同心环状排列

采收时间：全年 ┃ 小贴士：将贝壳用碱水煮过，漂净，刮去外层黑皮，煅至松脆即成

诃子

○ **功效主治及应用:** 诃子具有敛肺止泻、化气的
功效,常用于泄泻、痢疾、崩漏、遗精、久咳、
脱肛、带下、尿频等症。取 50 克诃子(去核)、
50 克杏仁(泡,去皮、尖)、10 克通草,一同
切碎,每次取 20 克,与 5 片生姜用水同煮,除
渣后服用,可缓解久咳失声。用各等量的诃子、
栀子、楝子,一同研制成末,每次取 10 克用
水煎服,每天 3 次,对结膜炎患者有益。

○ **生长习性:** 多栽于路旁或村落附近。

○ **分布:** 西藏、云南、广东和广西等地。

○ **药用宜忌:** 凡外邪未解、内有湿热火邪者
忌服。

果实坚硬,卵形或椭圆
形,粗糙无毛,青色

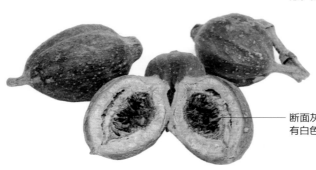

断面灰黄色,显沙性,里
有白色细小的种仁

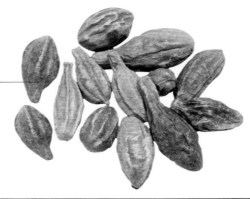

熟时变黑褐色,狭长
纺锤形,具 5 条钝棱

别名：左顾牡蛎、海蛎子壳、海蛎子皮、左壳
性味：性微寒，味咸　　**来源：**牡蛎科动物长牡蛎、大连湾牡蛎或近江牡蛎的贝壳

牡蛎

壳外面平坦或具数
个凹陷，淡紫色、
灰白色或黄褐色，
内面瓷白色

○ **功效主治及应用：** 牡蛎具有平肝抑阳、化痰
止汗的功效，常用于崩漏、赤白带下、淋巴结核、
甲状腺肿大、盗汗、惊风、眩晕等症。取适量
的大牡蛎，用黄泥包裹煅烧后放冷，研制成末，
每次以鲫鱼汤送服 5 克，可解渴。取 30 克牡
蛎、30 克龙骨、15 克菊花、20 克枸杞子、
20 克何首乌，一同用水煎服，可缓解眩晕。
用各等份的栝楼根、牡蛎，研制成末，用水
煎服，每天 3 次，可改善百合病。

○ **生长习性：** 生于江河流入海处。

○ **分布：** 沿海地区。

○ **药用宜忌：** 病虚而多热者宜用，虚而有寒者
忌用。

采收时间：全年　|　**小贴士：**取得后，去肉，取壳，洗净，晒干

别名：硬蒺藜　　**性味：**性微温，味辛、苦　　**来源：**蒺藜科植物蒺藜的干燥成熟果实

刺蒺藜

单个小分果呈斧状
或桔瓣状，干后黄
白色或淡黄绿色

○ **功效主治及应用：** 刺蒺藜具有平肝抑阳、活
血止痒、明目的功效，常用于毒疮脓肿、风疹
瘙痒、目赤、眩晕等症。取适量的蒺藜子捣制
成末，和蜂蜜做成丸子，每次以酒送服 2 丸，
每天 3 次，可缓解腰椎疼痛。用各等份的刺
蒺藜、当归，研制成末，每次以米汤送服
15 克，可改善月经不通。取适量刺蒺藜，
每日煎汤清洗身体，可缓解身体水肿。

○ **生长习性：** 生于田野、路旁及河边草丛。

○ **分布：** 河南、河北、山东、安徽、江苏、四川、
山西和陕西等地。

○ **药用宜忌：** 孕妇慎用。

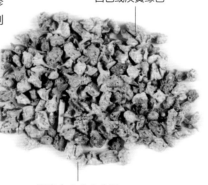

果实由 5 个小分果
聚合而成，呈放射
状五棱形

采收时间：秋季　|　**小贴士：**果实成熟时采割植株，晒干，打下果实，除去杂质

五味子

◎ 功效主治及应用： 五味子具有补肾安神、敛肺止泻、补气止渴的功效，常用于遗精、健忘、失眠、自汗盗汗、肺虚咳嗽、痢疾、腹泻、四肢乏力、神经衰弱等症。取适量五味子，蒸烂取汁，滤渣后熬成膏状，加入适量蜂蜜，再上火煮熟，冷凉置于容器内贮藏做汤服用，可缓解肺虚寒。

◎ 生长习性： 生于阳坡杂木林中，缠绕在其他植物上。

◎ 分布： 东北、西南及长江流域以南地区。

◎ 药用宜忌： 外有表邪、内有实热，或咳嗽初起、麻疹初发者忌服。

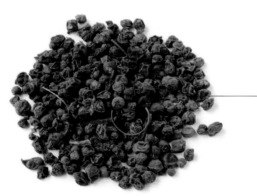

外皮鲜红色，紫红色或暗红色。显油润，有不整齐的皱缩

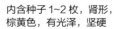

干燥果实略呈球形或扁球形

内含种子1~2枚，肾形，棕黄色，有光泽，坚硬

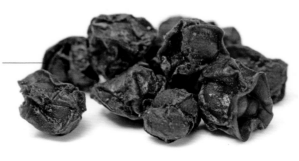

别名：钓藤、吊藤、钩藤钩子、钓钩藤
性味：性凉，味甘　　**来源：**茜草科植物钩藤或华钩藤及其同属多种植物的干燥带钩枝条

钩藤

○ **功效主治及应用：**钩藤具有祛风平肝、清心定惊的功效，常用于头晕目眩、惊风、癫痫、血压升高等症。取50克钩藤、25克硝石、0.5克甘草，一同捣制成散，每次以温水送服2.5克，每天3次，可改善小儿惊热。

○ **生长习性：**生长于山谷、溪边的疏林下。

○ **分布：**浙江、福建、广东、广西、江西、湖南、四川和贵州等地。

○ **药用宜忌：**最能盗气，虚者勿投。无火者勿服。

节上有对生的两个弯钩，形如船锚，尖端向内卷曲

表面红棕色或棕褐色，一端有一环状的茎节，稍突起

采收时间：秋季、冬季 ｜ **小贴士：采收带钩的嫩枝，剪去无钩的藤茎，晒干，或置锅内蒸后再晒干**

别名：明天麻　　**性味：**性平，味甘　　**来源：**兰科植物天麻的干燥块茎

天麻

○ **功效主治及应用：**天麻具有祛风平肝、止痉的功效，常用于小儿惊风、癫痫、四肢麻木、头晕目眩、破伤风等症。取25克天麻、100克川芎、一同研制成末，和蜜做成丸子，每次饭后以茶酒送服1丸，可缓解皮肤瘙痒、面目水肿、心烦失眠、头晕目眩、四肢疼痛。

○ **生长习性：**生于湿润的林下及肥沃的土壤上。

○ **分布：**吉林、辽宁、河南、安徽、江西、湖北、湖南、陕西、甘肃、四川、云南、贵州和西藏等地。

○ **药用宜忌：**使御风草根，勿使天麻，二件若同用，会使人患肠结。

表面黄白色或淡黄棕色，一端有圆形的根痕

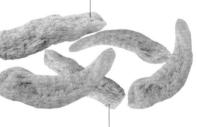

干燥根茎长椭圆形，略扁，皱缩而弯曲

采收时间：立冬至次年清明 ｜ **小贴士：采挖后立即洗净，蒸透，敞开低温干燥**

乌梅

○ **功效主治及应用**：乌梅具有敛肺止泻、退热
杀虫、生津的功效，常用于胆道蛔虫病、痢疾、
虚热干渴、肺虚久咳、呕吐等症。用各等
份的乌梅肉、罂粟壳，炒熟研制成末，
每次睡前以蜜汤送服 10 克，可缓解肺
虚久咳。取 150 克麦冬、2 枚乌梅，
用 1000 毫升水煮至 600 毫升，去渣
后服用，可改善痢疾、干渴。

○ **生长习性**：喜温暖，对土壤要求不严格，
以土层较深厚，土质疏松，排水良好
为宜。

○ **分布**：浙江、福建、云南等。

○ **药用宜忌**：外有表邪或内有实热积滞者不宜
服用。

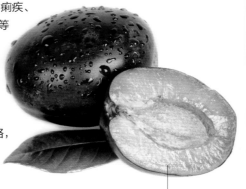

果实近球形，暗紫色，
果肉与核粘连

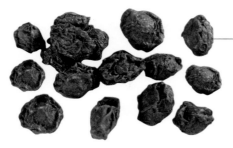

干燥果实呈扁圆形或
不规则球形，表面棕
黑色至乌黑色，皱缩、
凹凸不平

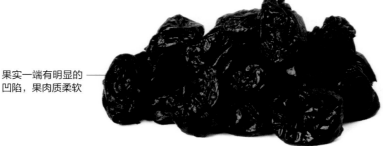

果实一端有明显的
凹陷，果肉质柔软

别名：御米壳、粟壳、烟斗斗、鸦片烟果果
性味：性平，味酸涩　　**来源：**罂粟科罂粟属植物罂粟的干燥成熟果壳

罂粟壳

○ **功效主治及应用：**罂粟壳具有敛肺止泻、止痛的功效，常用于泄泻、痢疾、便血、尿频、白带异常、久咳、筋骨疼痛等症。取适量的罂粟壳，炒熟研制成末，每次取 10 克，用 200 毫升水煎煮，加入乌梅同煮后温服，可缓解咳嗽不止、自汗盗汗。取罂粟壳，去筋，和蜜炙为末，每次以蜜汤送服 2.5 克，可改善久咳不止。

○ **生长习性：**喜阳光充足、土质湿润透气的酸性土壤。

○ **分布：**泰国、缅甸、印度，以及我国青海、西藏、甘肃等地。

○ **药用宜忌：**初起痢疾或咳嗽者忌用。

椭圆形或瓶状卵形，外表面黄白色、浅棕色至淡紫色

顶端有放射状排列呈圆盘状的残留柱头，基部有短柄

采收时间：夏季　**小贴士：**将已割取浆汁后的成熟果实摘下，破开除去种子及枝梗，干燥

别名：苦椿菜　　**性味：**性平，味甘、微涩　　**来源：**麻黄科植物草麻黄或中麻黄的根及根茎

麻黄根

○ **功效主治及应用：**麻黄根具有止汗的功效，常用于自汗、盗汗等症。用各 50 克的黄芪、麻黄根、牡蛎（米泔浸泡，去土，烧赤），一同研制成末，每次取 15 克用水、小麦粒同煎，除渣服用，每天 2 次，可改善自汗盗汗、精气不足、气短烦躁。用各等份的麻黄根、黄芪，一同研制成末制成丸，每次以浮小麦汤送服百丸，可缓解虚汗无度。

○ **生长习性：**常生于平原、山坡、河床、草原等处。

○ **分布：**内蒙古、四川、江西、河北、陕西和甘肃等地。

○ **药用宜忌：**有表邪者忌服。

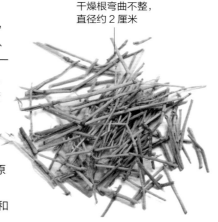

干燥根弯曲不整，直径约 2 厘米

采收时间：秋季　**小贴士：**采挖后去净须根及茎苗，晒干，置于通风干燥处

肉豆蔻

⊙ **功效主治及应用：** 肉豆蔻具有敛肺止泻、化气、促消化的功效，常用于食欲不振、呕吐、胃胀不消化、痢疾、泄泻、肾脾虚弱等症。用各 0.5 克的肉豆蔻、槟榔、轻粉，75 克黑牵牛，一同研制成末，用面糊成丸，每次以连翘汤送服 20 丸，可缓解胃胀不消化。

⊙ **生长习性：** 喜热带和亚热带气候，适宜生长的气温为 25~30℃。

⊙ **分布：** 马来西亚、印度尼西亚及中国的广东、广西、云南。

⊙ **药用宜忌：** 湿热泻痢者不宜服用。

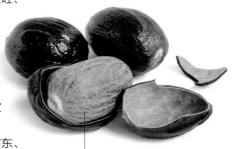

干燥种仁卵圆形或椭圆形，外表灰棕色至棕色，粗糙，有网状沟纹

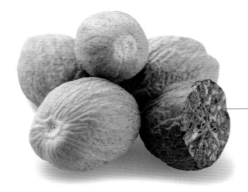

纵切面表层暗棕色的外胚乳向内伸入类白色的内胚乳，交错成大理石样纹理

宽端有浅色圆形隆起，狭端有暗色凹陷

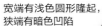
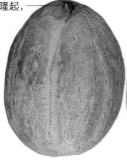
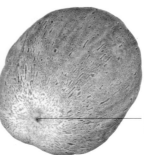

在宽端有凹孔可见干燥皱缩的胚

别名：山萸肉、药枣、枣皮
性味：性微温，味酸、涩　　来源：山茱萸科植物山茱萸的成熟果肉

山茱萸

○ **功效主治及应用：** 山茱萸具有固精止泻、补肾益气的功效，常用于头晕目眩、自汗盗汗、腰酸膝痛、遗精、月经过多、尿频、肝肾虚弱等症。取 500 克山茱萸肉、250 克补骨脂、200 克当归、5 克麝香，一同研制成末，和蜜做成丸，每次睡前用酒或盐汤送服 81 丸，可以补气固精、补肾壮阳。

○ **生长习性：** 生于阴湿沟畔、溪旁或向阳山坡灌丛中。

○ **分布：** 山西、陕西、甘肃、山东、江苏、浙江、安徽、江西、河南和湖南等地。

○ **药用宜忌：** 命门火炽、强阳不痿、素有湿热、小便淋涩者忌服。

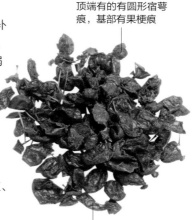

顶端有的有圆形宿萼痕，基部有果梗痕

不规则的片状或囊状，表面紫红至紫黑色，皱缩

| 采收时间：秋末冬初 | 小贴士：用小火烘或置沸水中略烫后，及时除去果核，干燥 |

别名：鸡头米、南芡实、北芡实　　性味：性平，味甘、涩　　来源：睡莲科植物芡实的成熟种仁

芡实

○ **功效主治及应用：** 芡实具有固精止泻、补肾健脾的功效，常用于遗精、带下、崩漏等症。用各 50 克的芡实末、莲花蕊末、龙骨、乌梅肉，一同煮山药糊成丸，每次以温酒或盐汤送服 1 粒，可缓解梦遗症状。用各等份的芡实粉、白茯苓粉，黄蜡熔化与芡实粉、白茯苓粉调制成丸，每次以盐汤送服百丸，可改善浊病。

○ **生长习性：** 生于池沼湖泊中。

○ **分布：** 福建、江西、台湾、广西、湖南、湖北、四川、广东、云南和贵州等地。

○ **药用宜忌：** 凡外感前后、疟痢疳痔、气郁痞胀、溺赤便秘、食不消化及产后皆忌食。

干燥种仁呈圆球形

一端呈白色，有圆形凹陷；另一端为棕红色，约占 2/3

| 采收时间：秋末冬初 | 小贴士：采收成熟果实，去果皮，取种仁，再去硬壳，晒干 |

別名：石榴壳、酸石榴皮、安石榴酸实壳、酸榴皮、西榴皮
性味：性温，味酸、涩　　来源：石榴科植物石榴的干燥果皮

石榴皮

◆ **功效主治及应用**：石榴皮具有敛肺止泻、杀虫止血的功效，常用于遗精、虫积腹痛、脱肛、泄泻、痢疾、便血、崩漏、带下等症。取150克当归、100克石榴皮、100克炙阿胶、50克熟艾，一同用9000毫升水煮至2000毫升，分3次服用，可缓解孕期女子腹痛。取适量的石榴皮、白矾、陈壁土，一同用水煎煮至浓，清洗患处，再加五倍子炒熟研制成末敷于患处，可改善脱肛。

◆ **生长习性**：生于山坡向阳处或栽培于庭园。

◆ **分布**：全国大部分地区。

◆ **药用宜忌**：大便秘结、糖尿病、急性盆腔炎、尿道炎、感冒、肺气虚弱、肺痿、硅肺、支气管哮喘、肺脓肿等患者忌食。

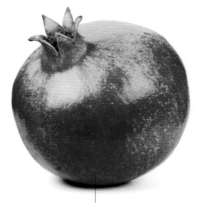

外表面暗红色或棕红色，粗糙，具白色小凸点

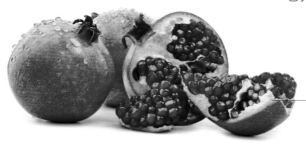

内面鲜黄色或棕黄色，并有隆起呈网状的果蒂残痕

干燥的果皮呈不规则形或半圆形的碎片状

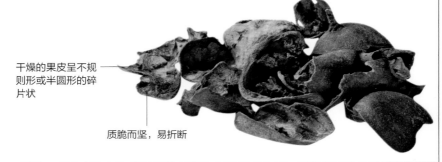

质脆而坚，易折断

采收时间：秋季　　小贴士：顶端开裂时采摘，除去种子及隔瓤，切瓣晒干，或微火烘干

別名：桑蛸、螳螂子、赖尿郎、硬螵蛸、软螵蛸、短螵蛸
性味：性平，味甘、咸　　来源：螳螂科昆虫大刀螂、小刀螂或巨斧螳螂的干燥卵鞘

桑螵蛸

○ 功效主治及应用：桑螵蛸具有补肾固精、止
泻止浊的功效，常用于遗精、尿频、自汗、小
便白浊等症。取等份的桑螵蛸（炙）、白龙骨，
研制成末，每次空腹以盐汤送服 10 克，
可缓解遗精、盗汗。用各 50 克的桑螵
蛸、远志、菖蒲、龙骨、人参、茯神、
当归、龟甲（醋炙），一同研制成末，
每次晚睡前以人参汤送服 10 克，可宁
神、补气、止泻、治健忘。

○ 生长习性：栖于草丛及树枝上。
○ 分布：全国大部分地区。
○ 药用宜忌：阴虚火旺或膀胱有热者慎服。

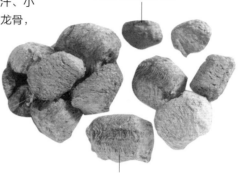

略呈圆柱形或类圆形，
多数膜状薄层叠成，
浅黄褐色或黄褐色

断面可见许多放射
状排列的小室

采收时间：深秋至次春　┃　小贴士：采收后除去杂质，蒸死虫卵，干燥，置于通风干燥处保存

別名：刺榆子　　性味：性平，味酸、涩　　来源：蔷薇科植物金樱子的成熟果实

金樱子

○ 功效主治及应用：金樱子具有固精止泻的功
效，常用于泄泻、痢疾、肺虚咳喘、遗精、尿频、
自汗盗汗、脾虚、崩漏等症。取 50 克金樱子，
用水煎服，或和猪膀胱、冰糖炖服，可
缓解遗精、带下。取 5000 克金樱子，
去籽去毛，捣烂，用 2000 毫升水煮至膏
状服用，可缓解梦遗、遗精。

○ 生长习性：生长于荒废山野多石地方。
○ 分布：华中、华南、华东及西南等地区。
○ 药用宜忌：有实火、邪热者忌服。

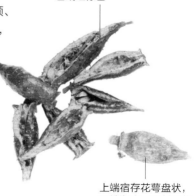

干燥果实呈倒卵形，
似花瓶，外皮红黄
色或红棕色

上端宿存花萼盘状，
下端渐尖，毛刺脱落
处有突起的棕色小点

采收时间：9~10 月　┃　小贴士：果实红熟时采摘，晒干，除去毛刺，置于干燥通风处

莲子

◎ **功效主治及应用：**莲子具有固精止泻、补肾
健脾的功效，常用于痢疾、泄泻、遗精、多梦、
崩漏、带下等症。取 300 克莲子、50 克炙甘草，
一同研制成末，每次以灯心草煎汤送服 10 克，
可缓解虚热、小便白浊。用各 25 克的黄芩、
麦冬、地骨皮、车前子、甘草，各 35 克的
莲子、白茯苓、黄芪、人参，一同捣制为
散，每次取 15 克，同 10 粒麦冬用水煎服，
可改善虚火、肝热阴虚、小便涩赤。

◎ **生长习性：**自生或栽培于池塘内。

◎ **分布：**湖南、福建、江苏、浙江等地。

◎ **药用宜忌：**中满痞胀及大便燥结者忌服。

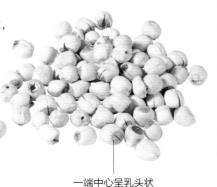

一端中心呈乳头状
突起，深棕色，多
有裂口，其周边略
下陷

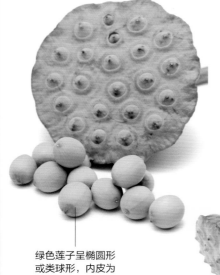

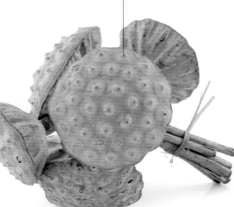

莲蓬每一孔洞内有一
枚小坚果，即莲子

绿色莲子呈椭圆形
或类球形，内皮为
淡黄褐色

覆盆子

○ **功效主治及应用**：覆盆子具有补肾固精、止泻的功效，常用于阳痿早泄、遗精、尿频、肾虚等症。取 400 克枸杞子、400 克菟丝子（酒蒸）、100 克五味子、200 克覆盆子（酒洗，去目）、200 克车前子，一同焙晒干研制成末，和蜜做成丸，每次睡前以百沸汤或盐汤送服 50 丸，可补肾固精。

○ **生长习性**：生于溪旁或山坡林中。

○ **分布**：安徽、江苏、浙江、江西和福建等地。

○ **药用宜忌**：肾虚有火、小便短涩者慎服。

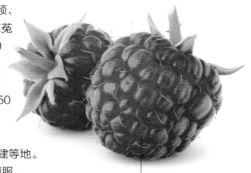

果实近球形，多汁液，红色或橙黄色

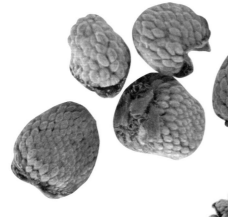

干燥果实呈圆锥形、扁圆形或球形，表面具瘤状凸起

烫蒸过的果实颜色变深，呈半月形

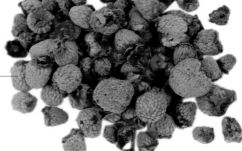

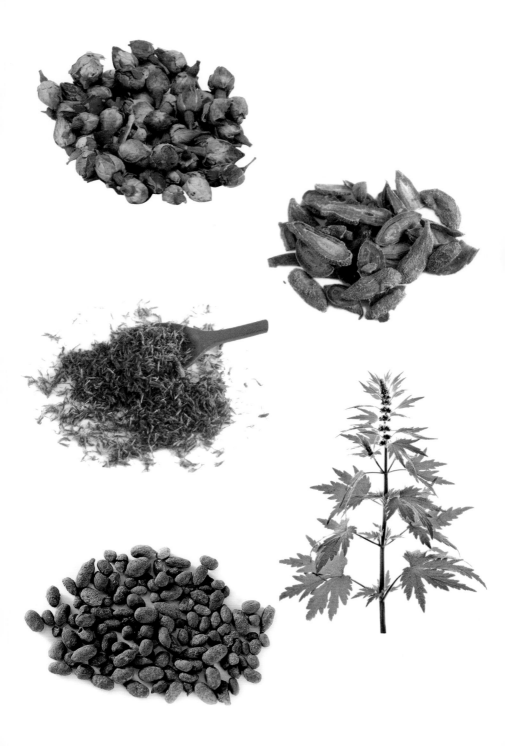

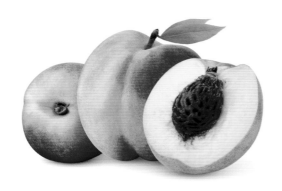

第七章
活血化淤类

凡能通畅血行、消散淤血，
以治疗血淤证为主要作用的药物，
称为活血化淤药，具有通畅血脉、
消散淤滞、调经止痛的作用。
适用范围很广，包括内、妇、外、伤各科。
血淤表现症状有胸、腹、头诸痛，
如胸闷心痛、口唇青紫、月经不调、痛经、
半身不遂等。常用桃仁、红花、
没药等药物组成方剂。

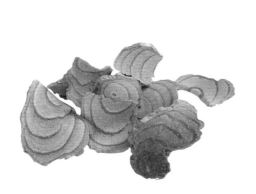

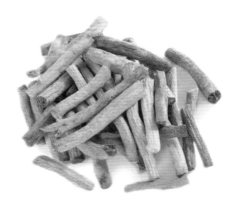

別名：山鞠穷、香果、雀脑芎、京芎、贯芎、抚芎、台芎、西芎
性味：性温，味辛　来源：伞形科藁本属植物川芎的根茎

川芎

○ **功效主治及应用**：川芎具有疏郁理气、活血散瘀、止痛消肿的功效，常用于头晕目眩、闭经痛经、风寒湿痹、毒疮脓肿、月经不调、产后腹痛、胸胁痛、跌打肿伤等症。取 4 克川芎、2 克桑寄生、6 克当归，用 1500 毫升水煎至 160 毫升，再加入 500 毫升清酒煮至 180 毫升，分 3 次服用，可缓解胎动出血、腹痛。

○ **生长习性**：适宜温和气候环境，对高温和低温都非常敏感。

○ **分布**：江苏、浙江、江西、湖北、湖南、广西、四川、贵州、云南、陕西和甘肃等地。

○ **药用宜忌**：阴虚火旺、多汗、热盛及无瘀之出血证者和孕妇慎用。

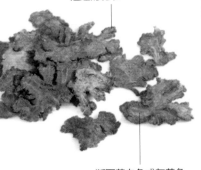

表面黄褐色，粗糙皱缩，有多数平行隆起的轮节

断面黄白色或灰黄色

采收时间：5 月 | **小贴士：栽后第 2 年挖出根茎，抖掉泥土，除去茎叶，烤干**

別名：延胡　性味：性温，味辛、苦　来源：罂粟科紫堇属植物延胡索的块茎

延胡索

○ **功效主治及应用**：延胡索具有利气止痛、活血化瘀的功效，常用于产后腹痛、闭经痛经、疝气、小腹疼痛、胸痹、跌打肿痛、腰痛等症。用各 50 克的延胡索、附子、25 克木香，每次取 20 克，加 7 片生姜煎服，可改善心腹冷痛、发冷出虚汗。用各等份的延胡索、月桂、当归，一同研制成末，每次以酒送服 10 克，可缓解四肢拘挛、身体疼痛。

○ **生长习性**：生于低海拔旷野草地、丘陵林缘。

○ **分布**：江苏、浙江、安徽、河南、湖北和陕西等地。

○ **药用宜忌**：孕妇禁服。体虚者慎服。

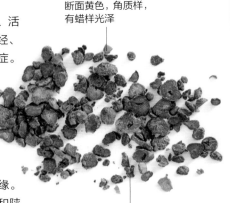

断面黄色，角质样，有蜡样光泽

表面黄色或黄褐色，有不规则网状皱纹

采收时间：夏初 | **小贴士：地上部分枯萎后，选晴天挖掘块茎**

別名：马蒁、帝足、黄郁、乌头

性味：性寒，味辛、苦　　来源：姜科植物温郁金、姜黄、广西莪术或蓬莪术的块根

郁金

○ 功效主治及应用：郁金具有疏郁理气、活血化淤、止痛的功效，常用于吐血、淋病、热病头昏、痛经、胸胁痛、黄疸等症。用各适量的木香、郁金，一同研制成末，每次以老酒送服 10 克，可缓解气滞血淤引起的胸痛。

○ 生长习性：野生于山间或村边林下草地。

○ 分布：福建、广东、广西、浙江、台湾、云南和四川等地。

○ 药用宜忌：阴虚失血者及无气滞血淤者禁服。孕妇慎服。畏丁香。

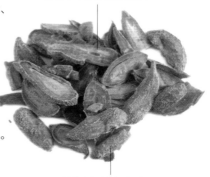

横断面平坦光亮，呈角质状，杏黄色或橙黄色

呈卵圆形或长卵圆形，表面灰黄色或淡棕色，有灰白色细皱纹

采收时间：冬季　小贴士：茎叶逐渐枯萎后，将地上叶苗割去，挖出地下部分

別名：黄姜　　性味：性温，味苦、辛　　来源：姜科姜黄属植物姜黄的根茎

姜黄

○ 功效主治及应用：姜黄具有活血化淤、理气温经的功效，常用于闭经痛经、产后腹痛、胸胁痛、跌打肿痛、毒疮脓肿、血淤、风湿痹痛等症。用各 25 克的姜黄片、桂心、枳壳，10 克炙甘草，一同研制成末，每次以姜汤或热酒送服 10 克，不计时候，可缓解右肋疼痛、胃胀不消化。

○ 生长习性：植于向阳、土壤肥厚质松的田园中。

○ 分布：福建、江西、广东、广西、四川、云南和台湾等地。

○ 药用宜忌：血虚，无气滞血淤者及孕妇慎服。

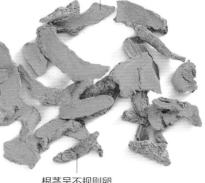

表面呈深黄色，粗糙，有皱缩纹理和明显环节

根茎呈不规则卵圆形、圆柱形或纺锤形，常弯曲

采收时间：冬季　小贴士：将根茎水洗，放入开水中焯熟，烘干，撞去粗皮

別名：乳头香、塌香、天泽香、摩勒香、多伽罗香
性味：性温，味辛、苦　　来源：橄榄科乳香属植物乳香树及其同属植物皮部渗出的树脂

乳香

⊙ 功效主治及应用：乳香具有活血化淤、止痛行气的功效，常用于产后腹痛、跌打肿痛、闭经痛经、心腹疼痛、毒疮脓肿等症。用各等量的乳香、没药，一同研制成末，用30%的乙醇调成糊，涂于患处，用纱布包裹，每天1~2次，可缓解急性腰腿扭伤。取49粒胡椒、5克乳香，一同研制成末，用姜汤（男）或当归汤（女）送服，可改善急心痛。

⊙ 生长习性：生于热带沿海山地。

⊙ 分布：非洲索马里、埃塞俄比亚等地。

⊙ 药用宜忌：胃弱者慎服。孕妇及无淤滞者禁服。

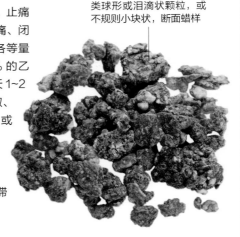

类球形或泪滴状颗粒，或不规则小块状，断面蜡样

采收时间：春季、夏季　　小贴士：落于地面者常黏附沙土杂质，品质较次

別名：末药　　性味：性平，味苦、辛　　来源：橄榄科植物没药树或其他同属植物的胶树脂

没药

⊙ 功效主治及应用：没药具有活血止痛、止血消肿的功效，常用于闭经痛经、跌打肿痛、目赤、毒疮脓肿、胸腹痛等症。用各等份的没药、乳香，一同研制成末，每次以煮沸的木香水送服5克，可缓解小儿盘肠气痛、干啼。取200克米粉，各25克的没药、乳香，用酒调制成膏状，敷于患处，可改善筋骨损伤。

⊙ 生长习性：生于海拔500~1500米的山坡地。

⊙ 分布：非洲和亚洲西部。

⊙ 药用宜忌：胃弱者慎服，孕妇及虚证无淤血者禁服。部分患者服用后可能会引起药疹或皮肤过敏。

不规则颗粒状或黏结成团块，破碎面颗粒状

表面黄棕色至红棕色或黄棕色相间，有时夹有树皮、木屑

采收时间：11月至次年2月　　小贴士：树皮裂缝自然渗出或将树皮割破，使树脂从伤口渗出

■ 别名：赤参、木羊乳、逐马、山参、紫丹参、山红萝卜、活血根、靠山红、红参
性味：性微寒，味苦　来源：唇形科鼠尾草属植物丹参的根

丹参

◉ 功效主治及应用：丹参具有活血散淤、温经消肿、清心止痛的功效，常用于心腹疼痛、毒疮脓肿、跌打肿伤、心烦不安、月经不调、产后腹痛、闭经痛经等症。取 600 克丹参，用 5000 毫升酒煮至 3000 毫升，每天 3 次，每次服用 1000 毫升，可改善产后出血。取 15 克丹参，6 克郁金，一同用水煎服，分两次服用，可缓解痛经。

◉ 生长习性：生于林下草地或沟边。

◉ 分布：全国大部分地区。

◉ 药用宜忌：妇女月经过多及无血淤者禁服。孕妇慎服。忌与藜芦同用。

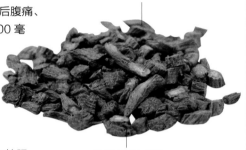

老根外皮疏松，多显紫棕色，常呈鳞片状剥落

表面棕红色或暗棕红色，粗糙，具纵皱纹

| 采收时间：春季、秋季 | 小贴士：晒干后置于通风干燥处 |

■ 别名：刺红花　　性味：性温，味辛　　来源：菊科红花属植物红花的筒状花冠

红花

◉ 功效主治及应用：红花具有温经止痛、活血化淤的功效，常用于闭经痛经、跌打损伤、胸痹、产后腹痛、四肢疼痛、脑卒中等症。用各 4 克的红花、黄芩、苏木，3 克天花粉，一同用水煎煮，空腹服用，可缓解逆经、咳嗽、气急。

◉ 生长习性：喜温暖、干燥气候，抗寒性强，耐盐碱，抗旱怕涝，适宜在排水良好、中等肥沃的沙壤土上种植。

◉ 分布：全国各地。

◉ 药用宜忌：孕妇及月经过多者禁服。

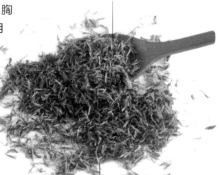

表面红黄色或红色

花药聚合成筒状，黄白色

| 采收时间：夏季 | 小贴士：选晴天，每日早晨 6~8 时，待管状花充分展开呈金黄色时采摘 |

別名：桃核仁、毛桃仁、扁桃仁、大桃仁
性味：性平，味苦、甘　来源：蔷薇科桃属植物桃或山桃的成熟种子

桃仁

○ **功效主治及应用：** 桃仁具有活血温经、止痛化淤、通便清肠的功效，常用于跌打肿痛、毒疮脓肿、便秘、闭经痛经、产后腹痛等症。用各等份的红花、当归、牛膝、桃仁，一同研制成末，每次空腹以温酒送服 15 克，可改善闭经、五心烦热。用各等份的桃仁、芍药、桂枝、茯苓、牡丹，一同研制成末，用蜂蜜调和制成丸，饭前服用 1 丸，可有效缓解女子血淤经闭、胎动不安。

○ **生长习性：** 喜光，不耐阴，耐寒、耐旱，忌涝，喜肥沃、排水良好的土壤。

○ **分布：** 全国各地。

○ **药用宜忌：** 孕妇及便溏者慎用。有小毒，不可过量。

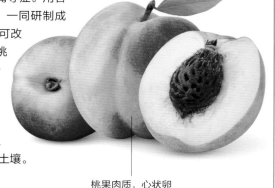

桃果肉质，心状卵形至椭圆形，表面具短柔毛

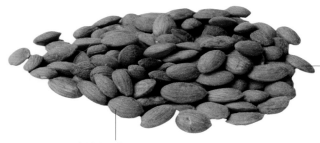

果仁呈扁平长卵形，外表红棕色或黄棕色，有纵皱

先端尖，中间膨大，基部钝圆而扁斜

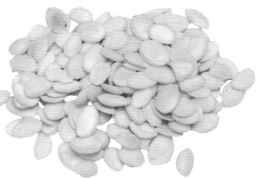

去皮种仁乳白色，富含油脂

采收时间：6~7 月　｜小贴士：采摘成熟果实，取出果核，除净果肉及核壳，取出种子，晒干

■ 别名：毛姜、石岩姜、肉碎补、猴姜、申姜、爬岩姜
性味：性温，味苦　　来源：水龙骨科植物槲蕨或中华槲蕨的干燥根茎

骨碎补

◐ 功效主治及应用：骨碎补具有活血止痛、补肾、强筋骨的功效，常用于骨折、斑秃、肾虚、腰痛、牙齿松动、耳鸣耳聋等症。取适量的骨碎补，加入生姜一同捣烂，敷于患处，用棉布包裹，可改善跌打伤损。取适量的骨碎补，切碎，和以生蜜蒸熟，晒干后研制成末，用炮猪肾空腹吃，适用于耳鸣患者。

◐ 生长习性：附生于树干、岩石上。

◐ 分布：湖北、浙江、陕西、青海等地。

◐ 药用宜忌：阴虚火旺、血虚风燥者慎服。

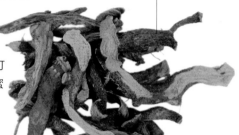

呈扁平长条状，多弯曲

表面密被深棕色至暗棕色的小鳞片

| 采收时间：全年 | 小贴士：采挖后除去泥沙，干燥或再燎去茸毛 |

■ 别名：铁牛膝　　性味：性平，味苦、甘、酸　　来源：苋科牛膝属植物牛膝和川牛膝的根

牛膝

◐ 功效主治及应用：牛膝具有活血温经、利水消肿、补肾疏肝、舒筋络骨的功效，常用于闭经痛经、胞衣不下、产后淤血痛、淋病、腰酸膝痛、跌打损伤、毒疮脓肿等症。取一大把牛膝，用酒煎煮服用，不计时候，可缓解小便不利、痛经、血淤痛。

◐ 生长习性：生于屋旁、林缘、山坡草丛中。

◐ 分布：河南、四川、云南、贵州等地。

◐ 药用宜忌：孕妇及月经过多者忌用。

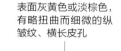

表面灰黄色或淡棕色，有略扭曲而细微的纵皱纹、横长皮孔

呈细长圆柱形，稍弯曲

| 采收时间：冬季 | 小贴士：先割去地上茎叶，依次将根挖出，剪除芦头，去净泥土和杂质 |

別名：血风藤、马鹿藤、紫梗藤、猪血藤、九层风、红藤、活血藤
性味：性温，味苦、微甘　　来源：豆科密花豆属植物密花豆的藤茎

鸡血藤

○ 功效主治及应用：鸡血藤具有活血温经、养血、舒筋络骨的功效，常用于闭经痛经、月经不调、风湿痹痛、手足麻木、瘫痪、贫血等症。取 500 克鸡血藤、830 克蔗糖、3 克苯甲酸钠，一同用水煎服，每天 3 次，每次 10 毫升，可改善风湿痹痛、月经不调。取 20 克鸡血藤、15 克杜仲、10 克五加皮、15 克生地，用 500 毫升水煮至 200 毫升，滤渣，分 3 次服用，可缓解血管硬化、腰背神经痛等症。

○ 生长习性：生于山谷林间、溪边及灌丛中。

○ 分布：福建、广东、广西和云南等地。

○ 药用宜忌：阴虚火亢者慎用。

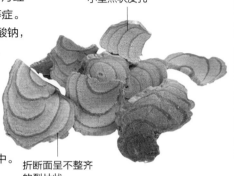

表面灰棕色，栓皮脱落处显红棕色，有明显的纵沟及小型点状皮孔

折断面呈不整齐的裂片状

采收时间：秋季、冬季　｜　小贴士：采收茎藤，锯成段，晒干；也可新鲜时切片，晒干

別名：不留行　　性味：性平，味苦　　来源：石竹科植物麦蓝菜的干燥成熟种子

王不留行

○ 功效主治及应用：王不留行具有活血温经、利水消肿的功效，常用于闭经痛经、毒疮脓肿、产后乳少等症。取 40 克王不留行、2.5 克甘草、1 克野葛、2 克桂心、2 克当归，一同研制成末，以酒送服，可缓解毒疮脓肿。取 50 克王不留行，各 25 克的蒲公英、栝楼仁，15 克当归梢，用酒煎服，可预防乳痈。取适量的王不留行，研制成末，与蟾酥丸调和制成丸，以酒送服 1 丸，对疔肿初起者有益。

○ 生长习性：生于田边或耕地附近的丘陵地。

○ 分布：江苏、河北、山东、辽宁、黑龙江等地。

○ 药用宜忌：胃弱者慎服，孕妇及虚证无淤血者禁服。

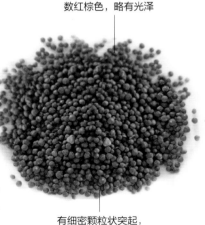

呈球形，表面黑色，少数红棕色，略有光泽

有细密颗粒状突起，质硬

采收时间：夏季　｜　小贴士：果实成熟、果皮尚未开裂时采割植株，晒干，打下种子，晒干

别名：四季花、月月红、胜春、月贵花、长春花、月月花、艳雪红
性味：性平，味甘、淡、微苦　　**来源：**蔷薇科月季的干燥花

月季花

○ **功效主治及应用：**月季花具有活血温经、解毒消肿的功效，常用于跌打肿伤、毒疮脓肿、月经不调、痛经、血淤等症。取适量月季花瓣，研制成末，每次以酒送服 5 克，可缓解筋骨疼痛、跌打肿伤。取 50 克鲜月季花，用开水泡服，连服数次，可改善月经不调。取适量月季花瓣，与冰糖炖服，可缓解肺虚咳嗽咯血症状。取 50 克月季花瓣，用红酒炖服，适用于产后子宫下脱者。

○ **生长习性：**生于山坡或路旁。

○ **分布：**全国各地。

○ **药用宜忌：**此药不宜久服；脾胃虚寒者及孕妇慎用。

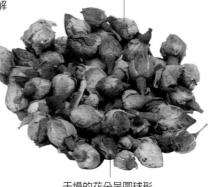

花紫色或粉红色，中央为黄色花蕊

干燥的花朵呈圆球形，杂有散碎花瓣，花瓣呈长圆形，有纹理

采收时间：全年　│　**小贴士：**采收半开放的花朵，晾干或用微火烘干

别名：紫葳花　　**性味：**性微寒，味辛　　**来源：**紫葳科植物凌霄或美洲凌霄的干燥花

凌霄花

○ **功效主治及应用：**凌霄花具有活血温经、止痛散淤的功效，常用于闭经、产后乳房肿胀、皮肤瘙痒、痤疮、月经不调等症。取 100 克凌霄花瓣，各 50 克的当归、蓬莪术，一同研制成末，空腹以冷酒送服，间隔再用热酒送服，可改善月经不调。取适量凌霄花瓣研制成末，每天 3 次，以温酒送服，可缓解崩漏出血。

○ **生长习性：**性喜温暖，好阳而又稍耐阴，不耐寒。

○ **分布：**原产于中部和东部，现各地均有栽培。

○ **药用宜忌：**气血虚弱者及孕妇忌服。

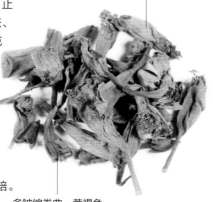

表面可见细脉纹，内表面较明显

多皱缩卷曲，黄褐色至棕褐色，萼筒钟状

采收时间：夏季、秋季　│　**小贴士：**择晴天摘下刚开放的花朵，晒干，置于通风干燥处

益母草

◎ 功效主治及应用： 益母草具有散热排毒、利水消肿、活血温经的功效，常用于闭经痛经、产后血晕、小便不利、跌打肿痛、身体水肿、毒疮脓肿、月经不调等症。用各30克的益母草、泽兰，120克观音苋，用120毫升酒煎服，可缓解产后淤血痛。取30克益母草、9克香附，一同用水煎煮，以酒送服，适用于痛经者。

◎ 生长习性： 生于山野荒地、田埂、草地、溪边等处。

◎ 分布： 全国大部分地区。

◎ 药用宜忌： 阴虚血少及无淤滞者禁服。

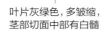

叶片灰绿色，多皱缩，茎部切面中部有白髓

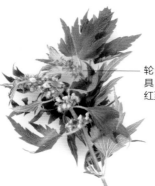

轮伞花序腋生，具8~15花，粉红至淡紫红色

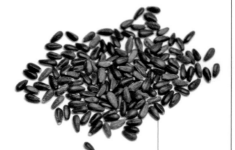

干燥果实呈三棱形，表面灰棕色，无光泽

干益母草呈不规则的段，四面凹下成纵沟，灰绿色或黄绿色

采收时间： 夏季花未开或初开 | **小贴士：** 选晴天齐地割下，应即摊放，晒干后打成捆

別名：麒麟竭、海蠟、麒麟血、木血竭
性味：性平，味甘、咸　　来源：棕榈科植物麒麟竭的果实及树干中渗出的树脂

血竭

○ **功效主治及应用**：血竭具有活血化淤、止痛
消肿的功效，常用于淋巴结核、出血不止、跌
打损伤、血淤痛等症。用各 50 克的血竭、没药、
赤芍药、桂心、当归，100 克白芷，一同捣制
成散，每次以温酒送服 10 克，每天 3~4 次，
可缓解筋骨损伤。用各 50 克的血竭、没药、
滑石、牡丹皮，一同研制成末，和醋调制成
丸，对消除腹中血块有益。

○ **生长习性**：生于低湿潮热地区。

○ **分布**：印度尼西亚、马来西亚及中国的广东、
台湾等地。

○ **药用宜忌**：孕妇慎用。月经期不宜服用。

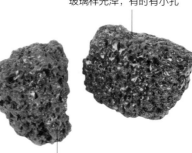

断面紫褐色至黑褐色，有
玻璃样光泽，有时有小孔

表面有沟纹及因布
包而遗留的布纹，
赤褐色或紫褐色

采收时间：秋季 | **小贴士**：果实置蒸笼内蒸煮，使树脂渗出，煎熬成糖浆状，冷却凝固成块状

別名：金寄奴　　性味：性温，味苦　　来源：菊科植物奇蒿的全草

刘寄奴

○ **功效主治及应用**：刘寄奴具有活血化淤、温
经消肿的功效，常用于产后血淤痛、毒疮脓肿、
跌打肿痛、胸胀腹痛、闭经痛经等症。用各等
份的刘寄奴、甘草，捣制成散，每次取 25 克，
用 300~600 毫升水煎至一半后，再加入
150~300 毫升酒煎至一半，滤渣服用，
可改善产后百病血运。

○ **生长习性**：野生于山坡、树林下。

○ **分布**：浙江、江苏、湖南、江西等地。

○ **药用宜忌**：孕妇慎服。

茎折断面呈纤维状，
黄白色；干枯皱缩叶
表面暗绿色

干燥的带花全草，
表面棕黄色至棕
褐色

采收时间：8~9 月 | **小贴士**：开花时连根拔起，晒干，除去根及泥土，打成捆

別名：苏枋、苏方、苏方木、寙木、棕木、赤木、红柴
性味：性平，味甘、咸、辛　来源：豆科植物苏木的干燥心材

苏木

○ **功效主治及应用**：苏木具有活血化淤、止痛消肿的功效，常用于闭经痛经、产后血淤痛、痢疾、毒疮脓肿、心腹痛等症。取 100 克苏木研制成末，用 2000 毫升酒煎至 1000 毫升，分 3 次服用，每天中午、晚睡前空腹服，可缓解跌打损伤、因疮中风。取 25 克苏木用水煎煮，和以 1 杯童便服用，可改善血晕。

○ **生长习性**：生于热带、亚热带地区，多栽培于园边、地边、村前村后。

○ **分布**：广西、广东、台湾、贵州、云南和四川等地。

○ **药用宜忌**：月经过多者和孕妇忌服。

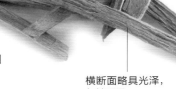

呈长圆柱形或对剖半圆柱形，表面黄红色至棕红色，具刀削痕，常见纵向裂缝

横断面略具光泽，年轮明显

采收时间：全年　**小贴士：** 除去外皮及边材，取心材，晒干，置于通风干燥处

别名：蓬莪术　性味：性温，味苦、辛　来源：姜科植物莪术或温郁金、广西莪术的根茎

莪术

○ **功效主治及应用**：莪术具有活血利气、止痛助消化的功效，常用于消化不良、跌打肿伤、闭经、心腹胀痛等症。取 100 克莪术（醋煮）、50 克木香（煨），一同研制成末，每次以淡醋汤送服 2.5 克，可缓解心腹疼痛。取 50 克莪术，25 克川黄连（吴茱萸 25 克，同煮，去吴茱萸），用水煎服，适用于吞酸吐酸者。

○ **生长习性**：野生于山间或村边林下草地。

○ **分布**：福建、广东、广西、浙江、台湾、云南和四川等地。

○ **药用宜忌**：孕妇及月经过多者忌服。

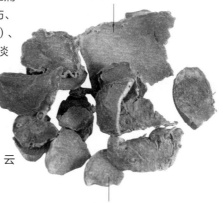

破开面灰褐色至黄绿色，角质状，有光泽

外皮灰黄色至棕黄色，略有皱纹

采收时间：秋季、冬季　**小贴士：** 采挖后去净泥土，蒸熟后，晒干，除净毛须及杂质

别名：药本、寒号虫粪、寒雀粪
性味：性温，味苦、咸、甘　来源：鼯鼠科动物复齿鼯鼠的干燥粪便

五灵脂

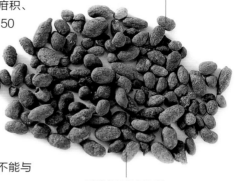

表面黑棕色、红棕色
或灰棕色，凹凸不平，
有油润性光泽

⊙ 功效主治及应用：五灵脂具有活血散淤、排
毒止血、消食止痛的功效，常用于小儿疳积、
毒蛇咬伤、崩漏、腹痛、闭经等症。取 50
克五灵脂、10 克芦荟，一同捣制成末，
用水调制成丸，每次以龙脑浆水送
服 2 丸，可缓解咯血、吐血。

⊙ 生长习性：喜欢栖息在针叶、阔
叶混交的山林中。

⊙ 分布：河北、山西、四川、云南和西
藏等地。

⊙ 药用宜忌：血虚无淤者及孕妇慎用。不能与
人参同服。

黏附的颗粒呈长椭
圆形，表面常裂碎

采收时间：全年　｜　小贴士：春季采者品质较佳，采得后，除掉硝砂石、泥土等杂质，晒干

别名：地鳖虫　　性味：性寒，味咸，有小毒　　来源：鳖蠊科昆虫地鳖或冀地鳖的雌虫干燥体

土鳖虫

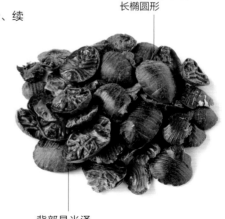

呈扁平卵形或
长椭圆形

⊙ 功效主治及应用：土鳖虫具有破血逐淤、续
筋接骨的功效，用于筋骨折伤、血淤经闭、
癥瘕痞块等症。取各 3 克的土鳖虫、乳香、
没药、自然铜、骨碎补、血竭、当归尾、
硼砂，研成细末，放入密闭瓷器中，每次
取 8 克，温酒送服，可治跌打损伤、淤血
攻心。

⊙ 生长习性：生活于地下、沙土间或厨房、
灶脚及阴湿处。

⊙ 分布：全国大部分地区。

⊙ 药用宜忌：老年体弱及月经期者慎服，
孕妇禁服。

背部具光泽，
无翅

采收时间：野生者夏季、秋季，人工饲养者随时　｜　小贴士：捕到后用沸水烫死

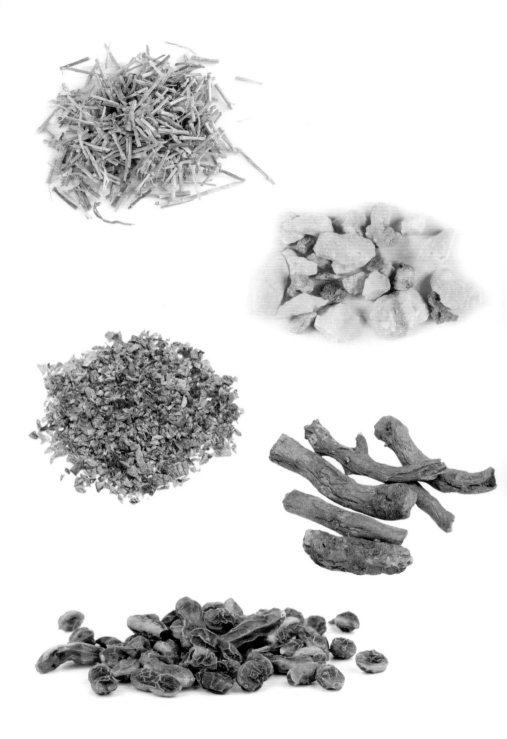

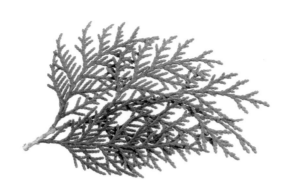

第八章
凉血止血类

凡以制止体内外出血为主要作用、
常用于治疗出血、血热证的药物，
称为凉血止血类药物。
本类药物以归心、肝、脾经为主，
根据其药性寒、温、敛、散之不同，
其作用亦有凉血止血、散结止血、
收敛止血、温经止血之异，
因而应明确病症，服用合适的药材，
常用药材有大蓟、莲花、花生红衣等。

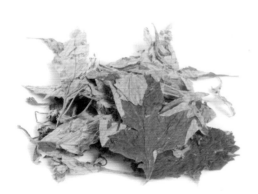

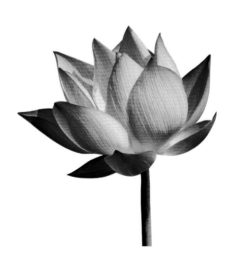

別名：酸赭、白地榆、鼠尾地榆、西地榆、地芽
性味：性微寒，味苦、酸、涩　　来源：蔷薇科地榆属植物地榆或长叶地榆的根

地榆

◎ **功效主治及应用**：地榆具有活血散淤、散热
排毒的功效，常用于出血、赤白带下、阴部瘙
痒、毒疮脓肿、崩漏、水火烫伤、毒蛇咬
伤等症。取 10 克地榆、5 枚炒乌梅、5
克山楂，一同用水煎服，加红糖可治疗
红痢，加白糖可改善白痢。取适量的地榆根，
研制成末，每天 3 次服用，成人每次 1~2 克，
儿童减半，可缓解急性菌痢。

◎ **生长习性**：生长于山地的灌木丛、草原、山
坡或田岸边。

◎ **分布**：全国各地。

◎ **药用宜忌**：脾胃虚寒、中气下陷、冷痢泄泻、
崩漏带下、血虚有淤者均应慎服。

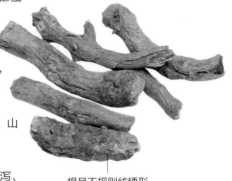

根呈不规则纺锤形
或圆柱形，弯曲

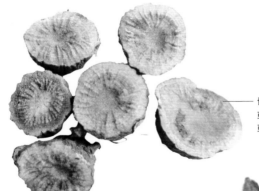

切片呈不规则圆形
或椭圆形，紫红色
或棕褐色

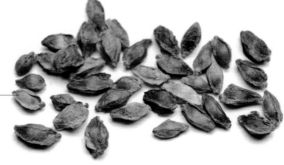

表面灰褐色、棕褐色
或暗紫色，粗糙，有
裂纹

采收时间：春季、秋季　｜　小贴士：种植后第 2、第 3 年挖出，晒干，或趁鲜切片干燥

別名：马蓟、虎蓟、刺蓟、山牛蒡、鸡项草
性味：性凉，味甘、苦　来源：菊科蓟属植物大蓟的地上部分或根

大蓟

○ **功效主治及应用**：大蓟具有活血散淤、消肿止血的功效，常用于出血、淋巴结核、肾炎、咯血、肝炎、湿疹等症。用各等份的大蓟、小蓟、扁柏叶、荷叶、茅根、茜草、山栀、大黄、牡丹皮、棕榈皮，一同烧制存性，研制成末，用纸包裹置于泥地上，用碗盖住一晚上，每次饭后用白藕汁或萝卜汁送服 25 克，可缓解呕吐、咯血。

○ **生长习性**：生于山坡、草地、路旁。

○ **分布**：全国大部分地区。

○ **药用宜忌**：胃下垂者忌用。

断面灰白色，髓部
疏松或中空

茎呈圆柱形，表面绿
褐色或棕褐色，有纵
棱，被丝状毛

| 采收时间：9~10 月挖根，6~9 月割茎 | 小贴士：栽种第 3 年时割取地上部分，鲜用或晒干 |

別名：青刺蓟　性味：性凉，味甘、苦　来源：刺儿菜或剑叶刺儿菜的地上部分或根

小蓟

○ **功效主治及应用**：小蓟具有活血消肿、排毒止痛的功效，常用于出血、大便出血、毒疮脓肿、咯血等症。用各等份的生地黄、小蓟根、通草、滑石、山栀子、蒲黄（炒）、淡竹叶、当归、藕节、甘草，嚼咀成散，每次取 25 克，用水煎煮，空腹服用，可改善下焦结热、尿血成淋。

○ **生长习性**：生于山坡、河旁或荒地、田间。

○ **分布**：全国大部分地区。

○ **药用宜忌**：虚寒出血及脾胃虚寒者禁服。

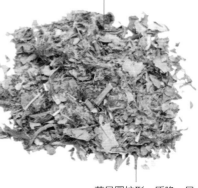

表面灰绿色或带紫色，
具纵棱和白色柔毛

茎呈圆柱形，质脆，易
折断，断面中空

| 采收时间：夏季、秋季 | 小贴士：盛花期时割取全草晒干或鲜用。可连续收获 3~4 年 |

别名：茅根　　性味：性寒，味甘　　来源：禾本科白茅属植物白茅的根茎

白茅根

◎ 功效主治及应用：白茅根具有活血化淤、散热利水的功效，常用于咳嗽、呕吐、出血、黄疸、身体水肿、小便淋沥涩痛等症。用各 200 克的鲜白茅根、鲜藕，一同煮汁服用，可缓解虚劳病、痰中带血。

◎ 生长习性：生于路旁向阳的草地或山坡上。

◎ 分布：全国各地。

◎ 药用宜忌：虚寒出血、呕吐、尿多不渴者禁服。

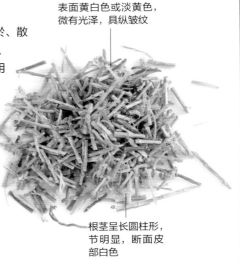

表面黄白色或淡黄色，微有光泽，具纵皱纹

根茎呈长圆柱形，节明显，断面皮部白色

采收时间：春季、秋季 ｜ **小贴士：** 除去地上部分和鳞片状的叶鞘，鲜用或扎成把晒干

別名：苎根　　性味：性寒，味甘　　来源：荨麻科苎麻属植物苎麻的根和根茎

苎麻根

◎ 功效主治及应用：苎麻根具有活血凉血、清热解毒、安胎、利水的功效，常用于咯血、出血、吐血、便血、崩漏、胎动不安、虫蛇咬伤、毒疮脓肿等症。用各 9~15 克的苎麻根、小蓟，4.5~9 克生蒲黄，一同用水煎服，可缓解小便不利、尿血。用各 10 克的苎麻根、人参、蛤粉，与 5 克白垩一起研制成末，每次以糯米酒送服 2 克，不计时候，可改善吐血不止。

◎ 生长习性：生于荒地、山坡或栽培。

◎ 分布：江苏、浙江、安徽、山东、陕西等地。

◎ 药用宜忌：无实热者慎服。

根不规则圆柱形，略弯曲，表面灰棕色，密生疣状突起及横向皮孔

采收时间：冬季、春季 ｜ **小贴士：** 选择食指粗细的根，除去杂质，洗净，晒干

别名：山漆、金不换、血参、人参三七、参三七、田漆、田三七、田七
性味：性温，味甘、微苦　　来源：五加科人参属植物三七的干燥根

三七

◎ 功效主治及应用：三七具有活血化淤、止痛消肿的功效，常用于出血、跌打肿伤、胸痹、便血、闭经痛经、毒疮脓肿、产后出血等症。取 9 克白及、12 克三七粉、3 克乌贼骨，一同研制成末，每天 3 次，每次以白开水送服 3 克，可缓解胃及十二指肠溃疡。

◎ 生长习性：野生于山坡丛林下。

◎ 分布：江西、湖北、广东、广西、四川和贵州等地。

◎ 药用宜忌：孕妇慎服。

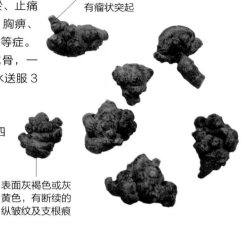

顶端有茎痕，周围有瘤状突起

表面灰褐色或灰黄色，有断续的纵皱纹及支根痕

采收时间：夏末秋初或冬季　│　小贴士：开花前或冬季种子成熟后采收，挖取根部，去净泥土

别名：茹卢本　　性味：性寒，味苦　　来源：茜草科茜草属植物茜草的干燥根及根茎

茜草

◎ 功效主治及应用：茜草具有活血化淤、止痛止血的功效，常用于出血、咯血、闭经、风湿痹痛、毒疮脓肿、黄疸、跌打肿伤等症。用各等份的茜草、雄黑豆、甘草，一同研制成末，用井水调制成丸，每次以温开水送服 1 丸，不计时候，可解毒、缓解吐血后虚热渴。

◎ 生长习性：生于山坡路旁、沟沿、田边、灌丛及林缘。

◎ 分布：安徽、江苏、山东、河南、陕西等地。

◎ 药用宜忌：脾胃虚寒及无淤滞者慎服。

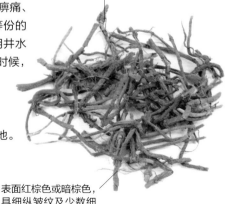

茎呈结节状，根呈圆柱形，皮部脱落处呈黄红色

表面红棕色或暗棕色，具细纵皱纹及少数细根痕

采收时间：春季、秋季　│　小贴士：栽后 2~3 年后挖取根部，晒干，置于通风干燥处

别名：光藕节、藕节疤
性味：性平，味甘、涩　来源：睡莲科莲属植物莲的根茎的节部

藕节

◉ 功效主治及应用：藕节具有收敛止血、生肌、散热祛湿、明目、健脾胃、强筋骨的功效，常用于出血、便血、咯血、尿出血、热病干渴等症。取 250 克干藕节，捣制为散，每天 3~4 次，每次以温酒送服 15 克，可缓解心胸积血、唾吐不止。取适量的藕节，晒干，每次取 7 个与 7 茶匙白蜜调和，用 800 毫升水煎煮至 400 毫升服用，可改善便血。

◉ 生长习性：喜强光，对土质要求不严，喜高温多湿、日照充足又没有强风的地方，生育适温为 20~30℃。

◉ 分布：湖南、湖北、浙江、江苏、安徽等地。

◉ 药用宜忌：中满痞胀及大便燥结者忌服。

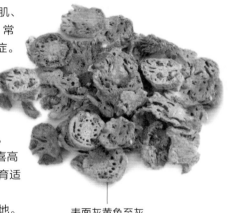

表面灰黄色至灰棕色，有残存的须根及须根痕

采收时间：秋季、冬季　小贴士：挖取根茎（藕），洗净泥土，切下节部，除去须根，晒干

别名：降真香　性味：性温，味辛　来源：豆科植物降香檀树干和根的干燥心材

降香

◉ 功效主治及应用：降香具有活血化淤、止痛行气的功效，常用于胸胁痛、呕吐、疝气、出血、跌打肿痛、腹痛等症。取 3 克紫降香、3 克花蕊石、1.5 克没药、1.5 克乳香，一同研制成末，每次以童便或黄酒送服 0.3 克，可缓解外伤性吐血。用各等份的降香末、五倍子末、铜末，调匀服用，可改善跌打损伤、血出不止。

◉ 生长习性：生于中海拔地区的山坡疏林中、林边或村旁。

◉ 分布：海南、广东、广西、云南等地。

◉ 药用宜忌：阴虚火旺、血热妄行者禁服。

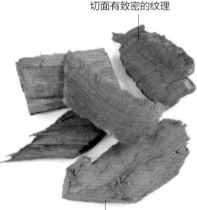

表面紫红色或红褐色，切面有致密的纹理

呈不规则块状，质硬，有油性

采收时间：全年　小贴士：将根部挖出，削去外皮，锯成段，晒干

別名：花乳石、白云石
性味：性平，味酸、涩　　来源：变质岩类岩石蛇纹大理岩的石块

花蕊石

○ 功效主治及应用：花蕊石具有活血散淤、止血的功效，常用于便血、血晕、金疮出血等症。取适量的花蕊石，煅后用黄酒淬，再研制成末，每次以黄酒送服 5 克，可缓解痰迷心窍、发狂乱作。用各 50 克的花蕊石、防风、川芎、甘菊花、白附子、牛蒡子，25 克炙甘草，一同研制成末，每次以腊茶送服 2.5 克，可改善目赤障翳。

○ 生长习性：由石灰岩经变质作用形成。

○ 分布：河北、山西、江苏、浙江、河南、湖南、四川和陕西等地。

○ 药用宜忌：凡无淤滞者及孕妇忌服。

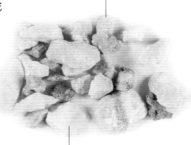

为粒状和致密块状的集合体，呈不规则的块状，具棱角

白色或浅灰白色，有光泽

采收时间：全年　小贴士：采挖后，敲去杂石，选取有淡黄色或黄绿色彩晕的小块作药用

別名：芙蓉　　性味：性平，味苦、甘　　来源：睡莲科植物莲的花蕾

莲花

○ 功效主治及应用：莲花具有活血化淤、祛风化湿的功效，常用于崩漏、出血、瘙痒、呕血等症。取适量的干莲花，研制成末，每次以酒送服 1 克，可改善呕血、坠跌积血。取莲花瓣敷于患处，可缓解天疱湿疮。取白荷花瓣敷于患处可缓解口疮。

○ 生长习性：生于水泽、池塘、湖沼或水田内。

○ 分布：全国大部分地区。

○ 药用宜忌：尤适宜跌伤呕血、血淋、崩漏下血、瘙痒患者。忌与地黄、葱、蒜同食。

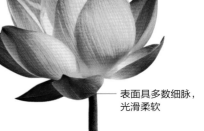

花蕾圆锥形，散落的花瓣呈卵形或椭圆形，皱缩

表面具多数细脉，光滑柔软

采收时间：夏季　小贴士：采收含苞未放的大花蕾或开放的花，阴干

别名： 狼牙草、龙牙草、瓜香草、石打穿、铁胡蜂、地蜈蚣、子母草

性味： 性平，味苦、涩　　**来源：** 蔷薇科龙芽草属植物龙芽草的全草

仙鹤草

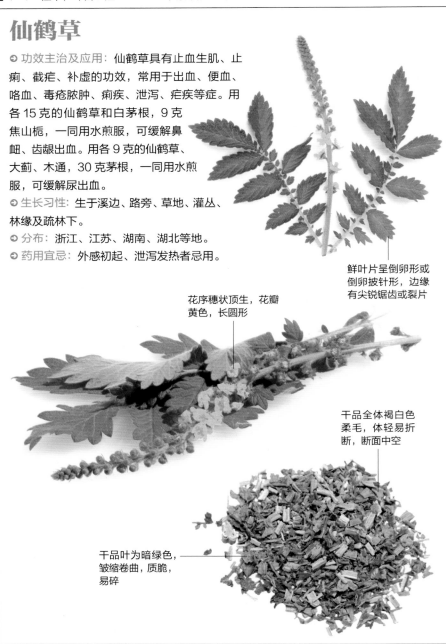

⊃ **功效主治及应用：** 仙鹤草具有止血生肌、止痢、截疟、补虚的功效，常用于出血、便血、咯血、毒疮脓肿、痢疾、泄泻、疟疾等症。用各 15 克的仙鹤草和白茅根，9 克焦山栀，一同用水煎服，可缓解鼻衄、齿龈出血。用各 9 克的仙鹤草、大蓟、木通，30 克茅根，一同用水煎服，可缓解尿出血。

⊃ **生长习性：** 生于溪边、路旁、草地、灌丛、林缘及疏林下。

⊃ **分布：** 浙江、江苏、湖南、湖北等地。

⊃ **药用宜忌：** 外感初起、泄泻发热者忌用。

鲜叶片呈倒卵形或倒卵披针形，边缘有尖锐锯齿或裂片

花序穗状顶生，花瓣黄色，长圆形

干品全体褐白色柔毛，体轻易折断，断面中空

干品叶为暗绿色，皱缩卷曲，质脆，易碎

采收时间： 夏季、秋季　　**小贴士：** 栽种当年或第二年开花前枝叶茂盛时采收，晒干

别名：甘根、连及草、白给、冰球子、白鸟儿头、地螺丝、羊角七、千年棕
性味：性寒，味苦、甘、涩　　来源：兰科白及属植物白及的块茎

白及

○ 功效主治及应用：白及具有活血化淤、止血生肌的功效，常用于手足冻裂、水火烫伤、毒疮脓肿、咯血、便血、出血、肛裂等症。用各适量的白及、荷叶、大黄、黄柏、五倍子，一同研制成末，用水调和涂抹于患处，可改善疮疖痈疽。用各等份的白及、地榆，炒焦后研制成末，每天 2~3 次，每次以温开水送服 3 克，可缓解肠胃出血。取 10 克白及末，以酒调服，可缓解跌打骨折。

○ 生长习性：生于山野、山谷较潮湿处。

○ 分布：贵州、四川、湖南、安徽、河南等地。

○ 药用宜忌：白及恶理石，畏李核、杏仁，反乌头。紫石英肺痈初起、肺胃有实热者忌用。

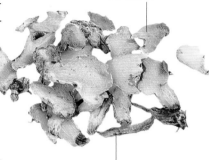

断面类白色，半透明，角质样

根茎呈不规则扁圆形，质坚硬，不易折断

采收时间：夏季、秋季 | **小贴士：以个大、饱满、色白、半透明、质坚实者为佳**

别名：鸡公花　　性味：性凉，味甘、涩　　来源：苋科植物鸡冠花的干燥花序

鸡冠花

○ 功效主治及应用：鸡冠花具有收敛止带、止血止痢的功效，常用于痢疾、泄泻、带下、出血等症。取 50 克鸡冠花、100 克棕榈、50 克羌活，一同捣制成散，每天 3~4 次，每次以粥送服 2.5 克，可缓解小儿痔疮出血、肠风下血。取 15 克鸡冠花、9 克石榴果皮、6 克黄柏，一同用水煎服，适用于肠炎、痢疾患者。用各 15 克的鸡冠花、椿根皮，一同用水煎服，可改善赤白带下。

○ 生长习性：广布于温暖地区。

○ 分布：全国大部分地区。

○ 药用宜忌：鸡冠花忌鱼腥、猪肉。

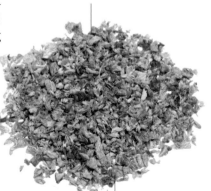

表面红色、紫红色或黄白色

穗状花序多扁平而肥厚，似鸡冠状

采收时间：夏季、秋季 | **小贴士：把花序连部分茎秆割下，捆成小把晒或晾干后，剪去茎秆**

别名：冰台、艾蒿、医草、灸草、蕲艾、黄草、家艾、草蓬、狼尾蒿子
性味：性温，味辛、苦　来源：菊科蒿属植物艾的叶

艾叶

○ 功效主治及应用：艾叶具有活血温经、祛湿、安胎的功效，常用于胎动不稳、腹痛、泄泻、月经不调、带下、下血、痛经、疥癣等症。取 200 克熟艾、300 克香附，捣碎同姜汁和神曲做成丸，每次以砂仁汤送服，可改善腹痛、女子经后余血未尽。取 25 克干艾叶，25 克老姜或生姜，一同煎服，可缓解产后泻血不止。

○ 生长习性：生于荒地林缘。

○ 分布：全国大部分地区。

○ 药用宜忌：阴虚血热者慎服。

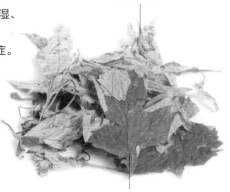

叶多皱缩，边缘有不规则粗锯齿

上表面灰绿色或深黄绿色，有稀疏的柔毛及腺点，下表面密生灰白色茸毛

采收时间：夏季　小贴士：花未开时割取地上部分，摘取叶片嫩梢，晒干

别名：黑姜　性味：性温，味苦、涩　来源：姜科姜属植物姜干燥根茎的炮制品

炮姜

○ 功效主治及应用：炮姜具有止痛调中、温经止血的功效，常用于吐血、崩漏、呕吐、便血、腹痛等症。用各等份的炮姜、良姜，一同研制成末，用面糊调制成丸，每次以陈皮汤送服 15~29 丸，饭后服用，可以改善心脾疼痛。

○ 生长习性：要求阴湿而温暖的环境，生长期间的适宜温度为 22~28℃，不耐寒，地上部遇霜冻枯死。

○ 分布：四川、贵州等地。

○ 药用宜忌：孕妇及阴虚有热者禁服。

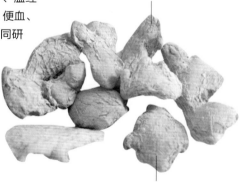

不规则膨胀的块状，表面棕黑色或棕褐色

质轻泡，断面边缘处显棕黑色，中心棕黄色

采收时间：全年　小贴士：以干姜砂烫至鼓起、表面呈棕褐色，或炒炭至外色黑色时入药

别名：槐实、槐子、槐豆、天豆、槐连豆
性味：性微寒，味苦　　来源：豆科槐属植物槐的干燥成熟果实

槐角

○ 功效主治及应用：槐角具有凉血止血、清肝泻火的功效，常用于肠风便血、血痢、崩漏、吐血、眩晕、水火烫伤等症。用各 60 克的槐角、黄连，研制成末，蜜制为丸，每次晚睡前以温水送服 20 丸，可改善眼热目暗。用各 9 克的槐角、黄芩，一同用水煎服，对高血压治疗有益。

○ 生长习性：栽培于屋边、路边。

○ 分布：全国各地均产，主产河北、山东、江苏、辽宁等地。

○ 药用宜忌：脾胃虚寒、食少便溏及孕妇慎服。

质柔润，干燥皱缩

表面黄绿色或黄褐色，粗糙

采收时间：冬季　｜　小贴士：冬至后，果实成熟时采摘，除去梗、果柄等杂质，晒干

别名：柏叶　　性味：性寒，味苦、涩　　来源：柏科侧柏属植物侧柏的嫩枝叶

侧柏叶

○ 功效主治及应用：侧柏叶具有凉血止血、止咳化痰、生发乌发的功效，常用于吐血、便血、尿血、血痢、崩漏、痰多咳嗽、风湿痹痛、脱发、丹毒、水火烫伤等症。用 100 克侧柏叶、50 克槐花（炒半黑色），研制成末，蜜制成丸，每次以温酒送服 40 丸，可缓解肠风便血、血痢。用各 15 克的侧柏叶、干姜和 10 克艾叶，一同用水煎服，除渣后温服，能有效改善吐血不止。

○ 生长习性：喜生湿润肥沃的山坡。

○ 分布：全国各地。

○ 药用宜忌：久服、多服，易致胃脘不适及食欲减退。

叶为细小鳞片状，贴伏于枝上，交互对生，青绿色

小枝扁平，线形

采收时间：夏季、秋季　｜　小贴士：采收时剪下大枝，干燥后取其小枝叶，置通风处风干

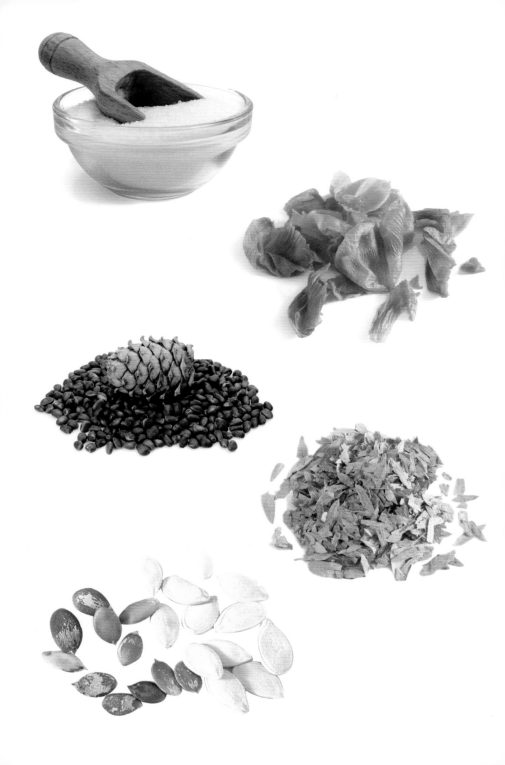

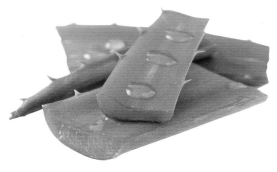

第九章
其他类

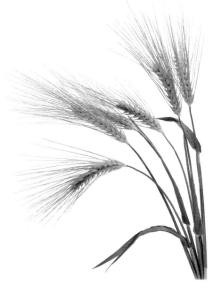

本类药物主要有消食药、泻下药、开窍药、
涌吐药、杀虫止痒药和拔毒生肌药。
消食药是具有消化食积功能的药物。
泻下药的主要作用是通利大便。
开窍药具有开窍、启闭的功效，
主要用于热病神昏、中风昏厥等病症。
涌吐药具强烈的涌吐功效。
杀虫止痒药和拔毒生肌药多为外用，
具有解毒杀虫、消肿定痛等功效。

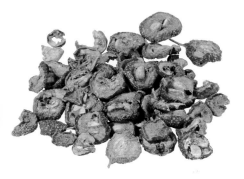

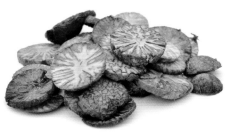

別名：大麦毛、大麦芽、大麦糵、麦糵
性味：性平，味甘　　来源：禾本科大麦属植物大麦的成熟果实经发芽干燥而成

麦芽

◑ 功效主治及应用：麦芽具有健胃消食、回乳
的功效，常用于恶心、食欲不振、乳房胀痛、泄泻、
胃胀不消化、呕吐、乳汁郁积等症。取适
量的大麦芽，炒黄研制成末，每次以白
开水送服 15 克，与粥间服，可改善产后
不大便。取 1000 克麦芽末，以酒调
和服用，可缓解腹胀、气急、坐卧不安。

◑ 生长习性：温带长日照植物，适应范围
较广。

◑ 分布：全国各地。

◑ 药用宜忌：妇女哺乳期禁服。孕妇、
无积滞者慎服。

穗状花序圆柱形，
直立

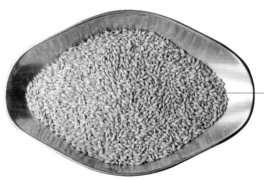

颖果呈梭形，表面淡
黄色，背面为外稃包
围，腹面为内稃包围

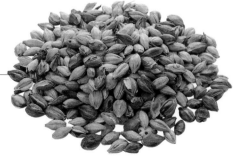

除去内外稃后，腹面
有 1 条纵沟

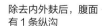

采收时间：冬季、春季 ┃ 小贴士：全年皆可产麦芽，但以冬春两季为好

別名：蘖米、稻芽
性味：性温，味甘　来源：禾本科植物粟的成熟果实经发芽干燥而成

谷芽

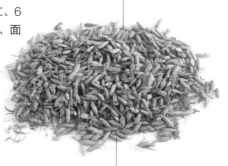

下端有初生的细须根，稃片内含淡黄色或黄白色颖果

○ 功效主治及应用：谷芽具有健胃消食的功效，常用于腹胀、脾虚、食欲不振、脚气水肿、泄泻等症。取 9 克谷芽、3 克甘草、3 克砂仁、6 克白术，一同用水煎服，可缓解消化不良、面黄肌瘦。取 12 克谷芽、6 克山楂、9 克陈皮、6 克红曲，一同用水煎服，可改善消化不良、胸闷胀痛。取 200 克谷芽，研制成末，加姜汁、盐和匀做成饼，焙干，用各 50 克的炙甘草、砂仁、白术，研制成末，以白开水调和送服谷芽饼，可开胃消食。

○ 生长习性：水生或陆生。

○ 分布：主产华北地区。

○ 药用宜忌：胃下垂者忌用。

类圆球形，外壳为革质的稃片，淡黄色，具点状皱纹

采收时间：秋季 | 小贴士：粟谷用水浸泡后，待须根长至约 6 毫米时，晒干

別名：鸡黄皮　性味：性平，味甘　来源：雉科雉属动物家鸡的砂囊内壁

鸡内金

○ 功效主治及应用：鸡内金具有健胃消食、涩精止遗的功效，常用于消化不良、闭经、小儿疳积、口疮、泄泻等症。取 20 个鸡内金、200 克车前子、一同研制成末，以米汤送服，可改善小儿疳积。取适量的鸡内金，研制成末，以牛奶送服可缓解消化不良。

○ 生长习性：怕湿，需干燥保存。

○ 分布：全国各地。

○ 药用宜忌：有积消积，无积消人元气、堕胎，所以无积者慎服。孕妇禁用。

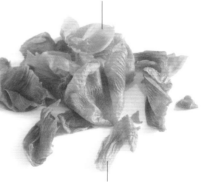

表面黄色、黄绿色或黄褐色，薄而半透明，具明显条状皱纹

不规则卷片，质脆，易碎，断面角质样，有光泽

采收时间：全年 | 小贴士：宰杀时取出砂囊，立即剥下内壁，洗净，晒干

别名：朹、梁梅、朹子、鼠查、羊棣、赤爪实
性味：性微温，味酸、甘　来源：蔷薇科山楂属植物山里红山楂的成熟果实

山楂

○ **功效主治及应用**：山楂具有活血利气、健胃消食的功效，常用于腹胀、胃胀不消化、闭经痛经、产后腹痛、泄泻、疝气等症。取 200 克山楂、200 克白术、100 克神曲一同研制成末，蒸饼做成丸，每次以白开水送服 70 丸，可改善积食不消化。取 200 克山楂肉，用水煎服，可缓解食肉不消化。

○ **生长习性**：生于河岸的沙土或干燥多沙石的山坡上。

○ **分布**：山东、河南、江苏、浙江、辽宁、吉林、黑龙江、内蒙古和河北等地。

○ **药用宜忌**：脾胃虚弱者及孕妇慎服。

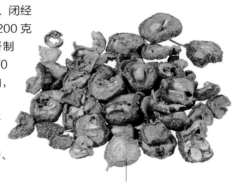

果实较小，类球形，有的压成饼状

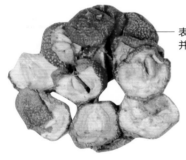

表面棕色至棕红色，并有细密皱纹

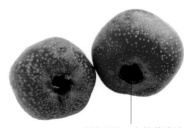

顶端凹陷，有花萼残迹，基部有果梗或已脱落

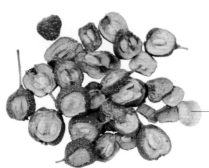

质硬，果肉薄，味微酸涩

采收时间：9~10 月　小贴士：果实成熟后采收，采下后趁新鲜横切或纵切成两瓣，晒干

別名：留求子、史君子、五棱子、索子果、山羊屎
性味：性温，味甘　　来源：使君子科使君子属植物使君子的成熟果实

使君子

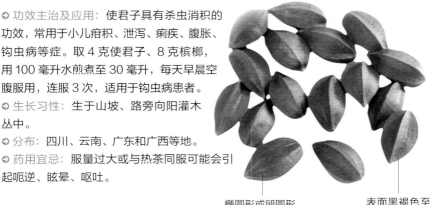

⊙ 功效主治及应用：使君子具有杀虫消积的功效，常用于小儿疳积、泄泻、痢疾、腹胀、钩虫病等症。取 4 克使君子、8 克槟榔，用 100 毫升水煎煮至 30 毫升，每天早晨空腹服用，连服 3 次，适用于钩虫病患者。

⊙ 生长习性：生于山坡、路旁向阳灌木丛中。

⊙ 分布：四川、云南、广东和广西等地。

⊙ 药用宜忌：服量过大或与热茶同服可能会引起呃逆、眩晕、呕吐。

椭圆形或卵圆形，顶端狭尖，基部钝圆，具纵棱

表面黑褐色至紫黑色，平滑，微具光泽

采收时间：9~10 月　**小贴士**：当果壳由绿变棕褐或黑褐色时采收，用竹竿击干或烘干

別名：白槟榔　　性味：性温，味苦、辛　　来源：棕榈科槟榔属植物槟榔的干燥成熟种子

槟榔

⊙ 功效主治及应用：槟榔具有行气利水、杀虫除疟的功效，常用于腹胀、虫积腹痛、消化不良、水肿、脚气、疟疾等症。取 100 克槟榔、150 克白术、100 克麦芽、50 克砂仁，一同炒干，研制成末，每天以白开水送服 15 克，可缓解脾胃两虚、消化不良、腹痛。

⊙ 生长习性：生长于海拔 300 米以下的南坡、东南坡，谷地、河沟两边，适宜生长温度为 25~28℃。

⊙ 分布：福建、广东、广西、海南、云南和台湾等地。

⊙ 药用宜忌：脾虚便溏或气虚下陷者禁服。孕妇慎用。

具凹下的网状沟纹，底部中心有圆形凹陷的珠孔

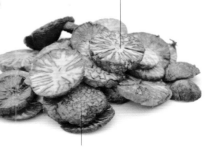

种子扁球形或圆锥形，表面淡黄棕色或淡红棕色

采收时间：春末至秋初　**小贴士**：采收成熟果实，晒 3~4 天，捶破或用刀剖开取出种子，晒干

別名：南瓜仁、白瓜子、金瓜米、窝瓜子、倭瓜子

性味：性平，味甘　　来源：葫芦科南瓜属植物南瓜的种子

南瓜子

○ 功效主治及应用：南瓜子具有止咳消肿、杀虫、下乳的功效，常用于产后乳少、痔疮、水肿、咳嗽，以及绦虫、蛔虫、血吸虫、钩虫、蛲虫病等症。取 60~120 克南瓜子，去皮生吃可缓解绦虫病。取 60 克南瓜子，研制成末，加红糖，以开水送服，可改善产后缺乳。

○ 生长习性：喜光、喜温，但不耐高温。喜欢在腐殖质高、质地疏松的沙壤土中生长。

○ 分布：浙江、江西、湖南、湖北、四川等地。

○ 药用宜忌：多食易致气壅。

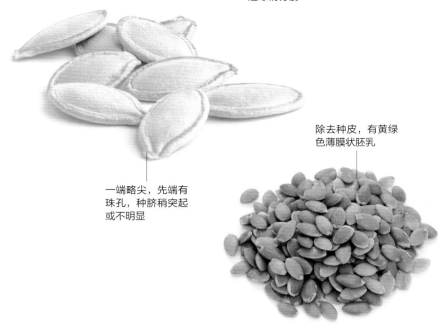

种子扁圆形，表面淡黄白色至淡黄色，两面平坦而微隆起，边缘稍有棱

除去种皮，有黄绿色薄膜状胚乳

一端略尖，先端有珠孔，种脐稍突起或不明显

采收时间：夏季、秋季　｜　小贴士：食用南瓜时，收集成熟种子，除去瓤膜，晒干

別名：彼子、榧实、柀子、赤果、玉榧、香榧、野杉子
性味：性平，味甘　　来源：红豆杉科榧树属植物榧的干燥成熟种子

榧子

◎ 功效主治及应用：榧子具有驱虫、助消化、止咳润肺的功效，常用于小儿疳积、咳嗽、痔疮、便秘、寄生虫病等症。用各 30 克的榧子、使君子仁、大蒜瓣，一同捣碎，用水煎煮，除渣，每天 3 次于饭前空腹服用，对治疗十二指肠钩虫、蛔虫、蛲虫病有益。

◎ 生长习性：生于温暖湿润的黄壤、红壤及黄褐壤土中，混生于森林中。

◎ 分布：江苏南部、浙江、安徽南部、福建北部、江西北部、大别山区，西至湖南西南部及贵州松桃等地的海拔 1400 米以下的山地。

◎ 药用宜忌：脾虚泄泻及肠滑、大便不实者不宜服用。

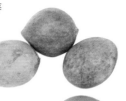

种子椭圆形或长卵圆形，外表面灰黄色至淡黄棕色，微具纵棱

采收时间：秋季 ｜ 小贴士：种子成熟时采摘，除去肉质外皮，取出种子，晒干

別名：北鹤虱　　性味：性平，味苦、辛　　来源：天名精或野萝卜的干燥成熟果实

鹤虱

◎ 功效主治及应用：鹤虱具有驱虫、助消化的功效，常用于小儿疳积、绦虫病、蛔虫病、钩虫病、蛲虫等症。取 500 克鹤虱，捣制成末，加蜂蜜做成丸，每次空腹以蜂蜜水送服 40 丸，第 2 天服用 50 丸，忌食酒肉，可改善大人小儿蛔咬心痛。取适量的鹤虱，研制成末，以肥猪肉送服 1 克，可缓解小儿蛔虫病。取 1 枚鹤虱，塞入齿中，再用醋漱口，可改善虫蛀齿痛。

◎ 生长习性：生长于山坡、路旁或草坪上。

◎ 分布：华北地区及江苏、浙江、安徽、湖北、四川等地。

◎ 药用宜忌：孕妇及腹泻者慎服。

顶端收缩呈细喙状，先端扩展成灰白色圆环

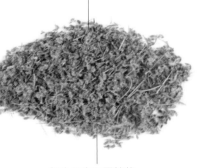

细小果实呈圆柱状，表面黄褐色或暗褐色，具纵棱

采收时间：9~10 月 ｜ 小贴士：果实成熟时割取地上部分，晒干，打下果实，扬净

别名：卢会、讷会、象胆、奴会、劳伟、透明芦荟
性味：性寒，味苦　　来源：百合科植物库拉索芦荟及好望角芦荟的汁液浓缩干燥物

芦荟

◎ 功效主治及应用：芦荟具有通便、清肝、杀虫的功效，常用于便秘、小儿疳热、惊风、痔疮、淋巴结核、闭经等症。取 35 克芦荟、25 克朱砂，与酒调和制成丸，每次以酒送服 15 克，可改善便秘。用各 5 克的芦荟、胆南星、天竺黄、雄黄，一同研制成末，与甘草汤调和制成丸，以灯心汤送服 1 丸，可缓解小儿惊风。

◎ 生长习性：喜温暖，怕严寒，耐旱，忌积水。对土壤要求不严，在湿润肥沃土壤中叶片肥厚浓绿。

◎ 分布：非洲北部、南部及中国云南、广东、广西等地。

◎ 药用宜忌：脾胃虚弱、食少便溏及孕妇禁用。

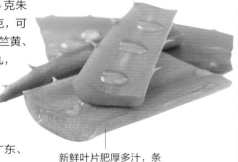

新鲜叶片肥厚多汁，条状披针形，粉绿色，边缘疏生刺状小齿

采收时间：全年　**小贴士：鲜叶片切口向下直放于盛器中，取其流出的汁液干燥即成**

别名：龙脑冰片　　性味：性微寒，味辛、苦　　来源：龙脑香的树干、枝经蒸馏所得结晶

冰片

为半透明片状、块状或颗粒状结晶，类白色至淡灰褐色

◎ 功效主治及应用：冰片具有明目开窍、降火消肿、止痛的功效，常用于惊痫痰迷、咽喉肿痛、耳聋耳鸣、痔疮、脑卒中、热病神昏、中耳炎、痈肿等症。取 5 克龙脑，研制成末，和猪心血制成丸，每次以紫草汤送服 1 丸，可缓解心烦气躁、气喘妄语。

◎ 生长习性：生长于海拔 270~1200 米的地区。

◎ 分布：东南亚及中国台湾等地。

◎ 药用宜忌：气血虚者忌服，孕妇慎服。

质松脆，手捻易成白色粉末

采收时间：全年　**小贴士：从龙脑香树干的裂缝处，采取干燥的树脂，进行加工**

别名：旃那叶、泻叶、泡竹叶
性味：性寒，味甘、苦　　来源：豆科植物狭叶番泻或尖叶番泻的干燥小叶

番泻叶

○ 功效主治及应用：番泻叶具有泻下通便的功效，常用于便秘、腹胀等症。取5克番泻叶、3克生大黄、5克橘皮、2.5克黄连、3克丁香，一同用沸开水浸泡2个小时，除渣后服用，每天3次，可改善消化不良、便秘、腹胀。取10克番泻叶，用150毫升沸开水浸泡2~5分钟，除渣后服用，对缓解产褥期便秘有益。

○ 生长习性：产于热带非洲埃及。

○ 分布：印度、埃及、苏丹及中国广东、广西、云南等地。

○ 药用宜忌：妇女哺乳期、月经期及孕妇忌服。

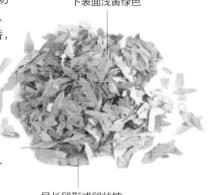

上表面黄绿色，下表面浅黄绿色

呈长卵形或卵状披针形，叶脉稍隆起，革质

采收时间：9月 | 小贴士：尖叶番泻在果实成熟时，剪下枝条，摘取叶片，晒干

别名：猫儿眼　　性味：性寒，味苦　　来源：大戟科植物甘遂的干燥块根

甘遂

○ 功效主治及应用：甘遂具有泻水逐饮、消肿散结的功效，常用于便秘、痢疾、水肿、腹胀、胸结、打嗝等症。取0.5克甘遂，研制成末，猪腰1副，剁成7块，撒上甘遂末熬煮猪腰，每天食用4~5次，可缓解身体水肿。

○ 生长习性：生于山沟荒地。

○ 分布：陕西、河南、山西、甘肃和河北等地。

○ 药用宜忌：气虚、阴伤、脾胃衰弱者及孕妇忌服。有效成分不溶于水，多入丸散剂。反甘草。

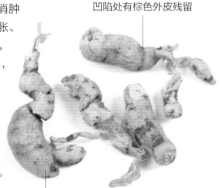

表面类白色或黄白色，凹陷处有棕色外皮残留

呈椭圆形、长圆柱形或连珠状，木部微显放射状纹理

采收时间：春季或秋末 | 小贴士：开花前或秋末茎叶枯萎后采挖，洗净外皮，晒干，醋炙后用

别名：萉、麻子、麻子仁、大麻子、大麻仁、冬麻子、火麻子
性味：性平，味甘   来源：桑科大麻属植物大麻的干燥成熟果实

火麻仁

有微细的白色、棕色或黑色花纹

○ 功效主治及应用：火麻仁具有利水、润肠去火、通便的功效，常用于便秘、痢疾、肠燥、热淋等症。取 500 克火麻仁，研制成末，用 2000 毫升水煮至 1000 毫升时，分 3 次服下，可改善虚热、小便不利、便秘。取适量火麻仁，研制成末，和米煮成粥服用，适用于便秘者。

○ 生长习性：喜温暖湿润气候，对土壤要求不严，以土层深厚、疏松肥沃、排水良好的沙壤土或黏壤土为宜。

○ 分布：全国各地。

○ 药用宜忌：畏牡蛎、白薇、茯苓。多食损血脉、滑精气，妇人多食发带疾。便溏、阳痿、遗精、带下、肠滑者尤忌。

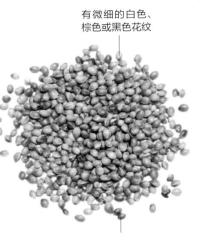

干燥果实呈扁卵圆形，表面光滑，灰绿色或灰黄色

采收时间：秋季   小贴士：果实成熟时，割取全株，晒干，打下果实，除去杂质

别名：郁子   性味：性平，味辛、苦、甘   来源：欧李、郁李、长柄扁桃的干燥成熟种子

郁李仁

呈卵形，表面黄白色或浅棕色，一端尖，另端钝圆

○ 功效主治及应用：郁李仁具有润肠去火、利尿下气的功效，常用于小便不利、便秘、四肢水肿、脚气等症。用各 50 克的郁李仁、陈橘皮、京三棱，一同研制成末，每次以开水送服 15 克，可改善风热便秘。

○ 生长习性：性喜光，对气候要求不严，在冬季 -15℃下能自然越冬。

○ 分布：内蒙古、河北、辽宁等地。

○ 药用宜忌：孕妇慎服。

圆端中央有深色合点，具多条纵向维管束脉纹

采收时间：夏季、秋季   小贴士：将果实堆放在阴湿处，待果肉腐烂后，取其果核

别名：松子、海松子、新罗松子

性味：性温，味甘　来源：松科松属植物红松等的种仁

松子仁

○ **功效主治及应用：** 松子仁具有润肠去火、散热止咳、宣肺的功效，常用于吐血、干咳、头痛、风热、便秘等症。取50克松子仁、100克核桃仁，一同研制成膏，用25克蜂蜜调和，每次以开水送服10克，饭后服用，可缓解肺燥咳嗽。取400克松子仁、500克麦冬、400克金樱子、400克枸杞子，一同熬制成膏，加少量的蜂蜜，早晚用白汤送服10余茶匙，可改善阴虚内热、风寒湿痹、咳嗽肺热、遗精滑泄、饮食不甘。

○ **生长习性：** 生长于湿润的缓山坡或排水良好的平坦地。

○ **分布：** 东北地区。

○ **药用宜忌：** 便溏、精滑、痰饮体质者慎服，有湿痰者禁服。

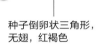

种子倒卵状三角形，无翅，红褐色

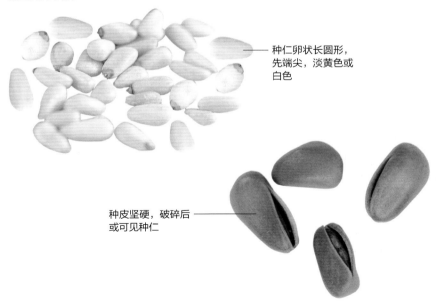

种仁卵状长圆形，先端尖，淡黄色或白色

种皮坚硬，破碎后或可见种仁

采收时间：9~10月　｜　小贴士：采收后晒干，去硬壳，取出种子，置干燥处保存，生用或炒用

別名：草金铃、金铃、黑牵牛、白牵牛、黑丑、白丑
性味：性寒，味苦、辛　　来源：旋花科植物圆叶牵牛、裂叶牵牛的干燥成熟种子

牵牛子

◌ **功效主治及应用**：牵牛子具有除积利水、杀虫通便的功效，常用于身体水肿、便秘、虫积腹痛、小便不利、咳喘、蛔虫病、绦虫病等症。取 200 克黑牵牛子末、50 克茴香，一同研制成末，每次以生姜汁送服 10 克，晚上睡前服用，每天 1 次，可缓解停饮肿满。

◌ **生长习性**：适应性较强，对气候土壤的要求不严，但以温和的气候和中等肥沃的沙壤土栽培为宜。

◌ **分布**：全国大部分地区。

◌ **药用宜忌**：孕妇禁服，体质虚弱者慎服。不宜多服、久服。不宜与巴豆、巴豆霜同用。

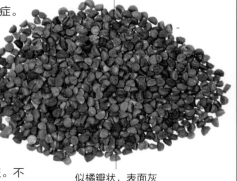

背面具浅纵沟，腹面棱线的下端有一点状种脐

似橘瓣状，表面灰黑色或淡黄白色，微显油性

采收时间：8~10 月　**小贴士**：果实成熟时将藤割下，打出种子，除去果壳杂质，晒干

別名：巴果　　性味：性热，味辛　　来源：大戟科植物巴豆的干燥成熟果实

巴豆

◌ **功效主治及应用**：巴豆具有除积利水、杀虫通气、散寒祛痰的功效，常用于痢疾、喉痹、恶疮、身体水肿、腹胀胸闷、痰多等症。取 1.5 克桔梗、0.5 克巴豆、1.5 克贝母，一同研制成末，以开水送服，可改善寒实结胸而无热症。

◌ **生长习性**：野生生于山谷、溪边、旷野。

◌ **分布**：四川、广西、云南、贵州等地。

◌ **药用宜忌**：无寒实积滞者、孕妇及体弱者忌服。巴豆不可与牵牛子同用。

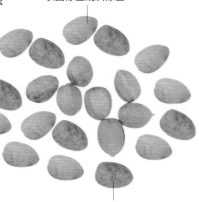

种子椭圆形，略扁，表面棕色或灰棕色

表面灰黄色或稍深，粗糙

采收时间：秋季　**小贴士**：果实成熟时采收，晒干后除去果壳，收集种子，晒干

別名：盐、咸鹾
性味：性寒，味咸　　来源：海水或盐井、盐池、盐泉中的盐水经煎、晒而成的结晶体

食盐

◎ 功效主治及应用：食盐具有祛火排毒、杀虫止痒、凉血的功效，常用于小便不利、咽喉肿痛、疮疡、牙龈出血、消化不良、目翳等症。取10克食盐，熬煮至黄，用100毫升童便调和，温和服之，少顷吐下，可缓解干霍乱、上不可吐、出冷汗、下不可利。

◎ 生长习性：存在于海水、井水、泉水等里面。

◎ 分布：辽宁、河北、山东、江苏、浙江、福建、广东、广西和台湾等地。

◎ 药用宜忌：咳嗽消渴、水肿患者忌食。过量食盐可致白内障。

为立方体形或不规则多棱形晶体，通常呈白色或灰白色，半透明

采收时间：全年　｜　小贴士：以色白、纯净、无杂质者为佳。置于干燥通风处保存

別名：皂角　　性味：性温，味辛、咸　　来源：豆科植物皂荚的果实

皂荚

◎ 功效主治及应用：皂荚具有催吐、祛风化痰、杀虫解毒的功效，常用于痰多咳嗽、毒疮脓肿、口眼歪斜、疥癣、头风等症。取12条皂荚，去籽去皮，用酒煎煮至浓，除渣后待冷凉制成丸，每次以酒送服50丸，可缓解热毒、疥癣。取适量的皂荚，烧制存性，研制成末，用等量的蛤粉调匀，每次以温酒送服2.5克，可预防、缓解乳痈。

◎ 生长习性：生长于村边、路旁向阳温暖的地方。

◎ 分布：四川、河北、陕西、河南等地。

◎ 药用宜忌：孕妇及气虚血亏者忌服。

果呈长条形扁状，或稍弯曲，两端略尖

表面不平，红褐色或紫红色，被灰白色粉霜

采收时间：秋季　｜　小贴士：果实成熟时采收，晒干后除去果壳，收集种子，晒干

别名：黄食石、石黄、天阳石、黄石、鸡冠石
性味：性温，味辛　**来源**：硫化物类矿物雄黄的矿石

雄黄

◎ **功效主治及应用**：雄黄具有杀虫止痒、解毒祛风的功效，常用于咽喉肿痛、毒疮、疥癣、惊痫、蛇虫蝎毒等症。取各等份的雄黄、蛇床子，水银减半，雄黄、蛇床子一同研制成末，入猪油调匀，再入水银调匀，早晚敷于患处，可改善遍身虫疥虫癣。

◎ **生长习性**：产于低温热液矿脉内，温泉及火山附近也有存在。

◎ **分布**：湖南、湖北、贵州、广东和四川等地。

◎ **药用宜忌**：孕妇忌服。

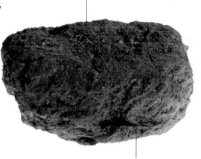

质松易碎，断面粗糙，红色，明亮

呈深红色或橘红色，表面常覆有橙黄色粉末

采收时间：全年 ｜ **小贴士**：见空气即变坚硬，用竹刀剔取其熟透部分，除去杂质泥土

别名：蜜陀僧　**性味**：性平，味咸、辛　**来源**：天然的密陀僧很稀少，多为铅矿氧化而成

密陀僧

◎ **功效主治及应用**：密陀僧具有解毒生肌、消肿定惊的功效，常用于久痢、湿疹、痔疮、口舌生疮、毒疮脓肿、惊痫等症。用各 25 克的蒲黄、黄药子，各 50 克的密陀僧、黄柏、甘草，一同研制成末，敷于患处，可改善口舌生疮。取适量的密陀僧、香油，入碗内磨化，用油纸摊膏敷于患处，可缓解血风臁疮。

◎ **生长习性**：可见于各种岩石和矿石中，多由火山沉积和火山热液作用形成。

◎ **分布**：广东、湖南、湖北和福建等地。

◎ **药用宜忌**：体虚者忌服。

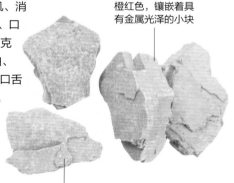

橙红色，镶嵌着具有金属光泽的小块

不规则的块状，表面粗糙，断面红褐色

采收时间：全年 ｜ **小贴士**：以色黄有光泽、内外一致、体坚重者为佳

別名：矾石、羽泽、涅石、理石、白君、明矾、雪矾、云母矾、生矾
性味：性寒，味酸、涩　来源：硫酸盐类矿物明矾石经加工提炼而成的结晶

白矾

⊙ 功效主治及应用：白矾具有杀虫止痒、化痰
止泻、止血排毒的功效，常用于十二指肠溃疡、
咽喉肿痛、泄泻、痢疾、疥癣、癫痫、子宫
脱垂、黄疸、带下、衄血等症。取 50
克白矾、25 克牙皂角，一同研制成末，
每次以温水送服 5 克，可缓解脑卒中、四
肢不利、胸脘痞塞等病痛。

⊙ 生长习性：常为碱性长石受低温硫酸盐溶液
的作用变质而成。

⊙ 分布：甘肃、安徽、山西、湖北和浙江等地。

⊙ 药用宜忌：体虚胃弱、无湿热者忌服。

表面凹凸不平，
具细密纵棱，
有玻璃样光泽

不规则的结晶体，
无色，透明或半
透明

采收时间：全年 ┃ 小贴士：用水溶解，收集溶液，蒸发浓缩，放冷后即析出结晶

別名：蛇米　性味：性温，味辛、苦　来源：伞形科植物蛇床的干燥成熟果实

蛇床子

⊙ 功效主治及应用：蛇床子具有杀虫止痒、祛
风、温肾的功效，常用于子宫寒冷、阳痿、带
下阴痒、风湿痹痛、疥癣等症。用各等份的菟
丝子、蛇床子、五味子，一同研制成末，和蜜
制成丸，每天 3 次，每次服用 30 丸，可缓
解男子阳痿。取 50 克蛇床子、10 克白矾，
一同煎煮清洗患处，可改善女子阴痒。

⊙ 生长习性：生于山坡草丛中、田间、路旁。

⊙ 分布：我国大部分地区。

⊙ 药用宜忌：下焦有湿热、肾阴不足、相火易
动、精关不固者忌服。

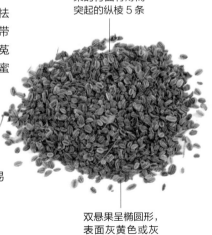

果的背面有薄而
突起的纵棱 5 条

双悬果呈椭圆形，
表面灰黄色或灰
褐色

采收时间：夏季、秋季 ┃ 小贴士：果实成熟时采收，除去杂质，晒干，置于通风干燥处

別名：露蜂房、马蜂窝、蜂巢、野蜂窝、黄蜂窝、百穿之巢
性味：性平，味甘　　来源：胡蜂科昆虫果马蜂、日本长脚胡蜂或异腹胡蜂的巢

蜂房

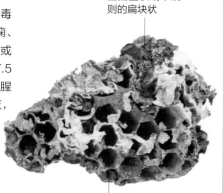

呈圆盘状或不规
则的扁块状

○ 功效主治及应用：蜂房具有杀虫止痒、解毒
祛风的功效，常用于乳痈、淋巴结核、疗癣、惊痫、
风湿痹痛、牙痛、湿疹等症。取 1 个大蜂房或
3~4 个小蜂房，烧成灰，用 200 克独头蒜、7.5
克百草霜，一同捣烂敷于患处，忌食生冷荤腥
之物，可改善手足风痹。取 1 个蜂房，烧成灰，
每次取 10 克，用水煎服，可预防、缓解乳痈。

○ 生长习性：群体生活的社会性昆虫。

○ 分布：全国各地。

○ 药用宜忌：血虚弱者慎服。

表面灰白色或灰褐色，
腹面有多数整齐的六
角形房孔

采收时间：全年 ｜ 小贴士：采得后，晒干或略蒸后除去死蜂、死蛹后再晒干

別名：韶脑　　性味：性热，味辛　　来源：樟科植物樟的干、根、枝、叶提炼成的颗粒状结晶

樟脑

○ 功效主治及应用：樟脑具有杀虫止痒、开窍
止痛的功效，常用于疥癣、跌打损伤、脚气、疮疡、
心腹胀痛等症。取 100 克樟脑、150 克乌头，
一同研制成末，用醋糊制成丸，每置 1 丸于足
心踏之，下以微火烘之，衣被围覆，汗出
如涎为效，可改善脚气肿痛。取 5 克
樟脑、10 克花椒、10 克芝麻，研制成
末用水调和敷于患处，对改善小儿秃疮
有益。

纯品为雪白的结晶性粉
末，或无色透明的硬块

○ 生长习性：野生于河旁，或生于较为湿润的
平地。

○ 分布：台湾及长江以南地区。

○ 药用宜忌：气虚有热者及孕妇忌服。

粗制品略带黄色，
有光亮

采收时间：9~12 月 ｜ 小贴士：除春分至立夏含油少外，其余时间均可采叶；用蒸馏法提取樟脑油

索引